中医执业医师资格考试实践技能押题秘卷

《中医执业医师资格考试实践技能押题秘卷》编委会 编

中国中医药出版社
·北 京·

图书在版编目（CIP）数据

中医执业医师资格考试实践技能押题秘卷/《中医执业医师资格考试实践技能押题秘卷》编委会编．—北京：中国中医药出版社，2017.12
（执业医师资格考试通关系列）
ISBN 978 - 7 - 5132 - 4639 - 2
Ⅰ.①中… Ⅱ.①中… Ⅲ.①中医师 - 资格考试 - 习题集 Ⅳ.①R2 - 44
中国版本图书馆 CIP 数据核字（2017）第 304688 号

中国中医药出版社出版

北京市朝阳区北三环东路 28 号易亨大厦 16 层
邮政编码 100013
传真 010 - 64405750
河北省武强县画业有限责任公司印刷
各地新华书店经销

开本 787×1092 1/32 印张 9.25 字数 194 千字
2017 年 12 月第 1 版 2017 年 12 月第 1 次印刷
书 号 ISBN 978 - 7 - 5132 - 4639 - 2
定价 38.00 元
网址 www.cptcm.com

社 长 热 线 010 - 64405720
购 书 热 线 010 - 89535836
维 权 打 假 010 - 64405753

微信服务号 zgzyycbs
微商城网址 https://kdt.im/LIdUGr
官 方 微 博 http://e.weibo.com/cptcm
天猫旗舰店网址 https://zgzyycbs.tmall.com

如有印装质量问题请与本社出版部联系(010 - 64405510)
版权专有 侵权必究

使用说明

中医执业医师资格考试实践技能考试现场为题卡随机抽题,本书为真实再现考试实景,设计为题卡形式,考生复习时,可根据考试的抽题方式自行随机抽取三站试题,组成一份完整试卷。每张题卡正面为考题,背面为参考答案和评分标准,考生可据此判分,对自我水平进行实测备战。抽题方式如下:

◆**第一站** 考试内容为病案(例)分析,考试方法为纸笔作答,在 60 分钟内完成 2 题,其中 1 题从中医内科学中选择,另 1 题从中医外科学、中医妇科学或中医儿科学中选择。

◆**第二站** 考试内容为基本操作,考试方法为实际操作,在 15 分钟内完成 4 题。其中第一部分为中医技术操作,有三种类型的试题,考试时从三种试题中抽选两种,考 2 题;第二部分为体格检查,考 1 题;第三部分为西医基本操作,考 1 题。

◆**第三站** 考试内容为临床答辩,考试方法为现场口述,在 15 分钟内完成 4 题。其中第一部分为中医问诊答辩,考 1 题;第二部分为中医答辩,有出现四种类型的试题,考试时从四种试题中抽选一种,考 1 题;第三部分为双重诊断答辩,考 1 题;第四部分为西医答辩或临床判读(有三种类型),实际本部分有四种类型的试题,考试时从四种试题中抽选 1 种,考 1 题。

  本书所收考题皆为从近几年真卷中归纳出的高频考点,考生记熟即可掌握大部分重要考点,事半功倍,顺利通过考试!

微 信 公 众 号
更多免费题库

目　　录

第一站　病案（例）分析 ………………………………………………………（1）

第二站　基本操作 ………………………………………………………………（75）
 第一部分　中医技术操作 …………………………………………………（75）
  一、针灸常用腧穴定位 ……………………………………………………（75）
  二、针灸临床技术操作 ……………………………………………………（95）
  三、中医望、闻、切诊技术的操作 ………………………………………（115）
 第二部分　体格检查 ………………………………………………………（129）
 第三部分　西医基本操作 …………………………………………………（145）

第三站　临床答辩 ……………………………………………………………………（161）

第一部分　中医问诊答辩 ………………………………………………………（161）
第二部分　中医答辩 ……………………………………………………………（181）
　一、疾病的辨证施治 ……………………………………………………………（181）
　二、针灸常用腧穴主治病证 ……………………………………………………（181）
　三、针灸异常情况处理 …………………………………………………………（195）
　四、常见急症的针灸治疗 ………………………………………………………（205）
第三部分　双重诊断答辩 ………………………………………………………（217）
第四部分　西医答辩或临床判读 ………………………………………………（243）
　一、西医答辩 ……………………………………………………………………（243）
　二、临床判读 ……………………………………………………………………（259）

第一站 病案(例)分析

本站所占分值是技能考试中最高的,共2道试题,每题20分,共40分。考试涉及的知识点主要是中医内科学、中医外科学、中医妇科学及中医儿科学的内容。要求考生在60分钟内完成,包含中医内科学1题,中医外科学或中医妇科学或中医儿科学1题。

病（案）例摘要1：

刘某，女，7岁。2015年10月9日初诊。

患儿平素体弱易感冒，3天前家人带其外出游玩，回来后即出现发热咳嗽，咳痰稀薄色白，予小柴胡冲剂及退热药后热退复起，遂来就诊。现症：发热无汗，时流清涕，咽痒，呛咳不爽，口不渴，咽不红，舌苔薄白，脉浮紧。

答题要求：

（1）根据上述摘要，在答题卡上完成书面分析。
（2）中医病证鉴别：请与风温相鉴别。

【参考答案】

中医疾病诊断（2.5分）：感冒。

中医证型诊断（2.5分）：风寒感冒。

中医辨病辨证依据（6分）：以发热咳嗽、咳痰、流涕3天为主症，辨病为感冒。现症见发热无汗，时流清涕，咽痒，呛咳不爽，口不渴，咽不红，舌苔薄白，脉浮紧，辨证为风寒感冒。风寒外束，卫阳被郁，腠理闭塞，肺气不宣。

中医病证鉴别（2.5分）：感冒发热一般不高或不发热，病势轻，不传变，服解表药后，多能汗出热退，脉静身凉，病程短，预后良好。风温病势急骤，寒战发热甚至高热，汗出后热虽暂降，但脉数不静，身热旋即复起，咳嗽胸痛，头痛较剧，甚至出现神志昏迷、惊厥、谵妄等传变入里的证候。

治法（2分）：辛温解表。

方剂名称（1.5分）：荆防达表汤或荆防败毒散加减。

药物组成、剂量及煎服方法（3分）：荆芥3g，防风3g，紫苏叶3g，淡豆豉3g，葱白3g，生姜3g，杏仁3g，前胡3g，桔梗3g，橘红3g，甘草3g；羌活4.5g，独活4.5g，柴胡4.5g，前胡4.5g，枳壳4.5g，茯苓4.5g，荆芥4.5g，防风4.5g，桔梗4.5g，川芎4.5g，甘草1.5g。3剂，水煎服。日1剂，早晚分服。

病案(例)摘要2:

方某,男,43岁,已婚,工人。2015年9月29日初诊。

患者2天前出差,次日出现干咳,连声作呛,喉痒,咽喉干痛,唇鼻干燥,痰少而黏,不易咳出,口干,伴恶风,发热,舌质红干而少津,苔薄白,脉浮数。

答题要求:

(1) 根据上述摘要,在答题卡上完成书面分析。

(2) 中医病证鉴别:请与喘证相鉴别。

【参考答案】

中医疾病诊断（2.5 分）：咳嗽。

中医证型诊断（2.5 分）：风燥伤肺证。

中医辨病辨证依据（6 分）：以干咳，连声作呛，喉痒咽痛 2 天为主症，辨病为咳嗽。现症见喉痒，咽喉干痛，唇鼻干燥，痰少而黏，不易咳出，口干，伴恶风，发热，舌质红干而少津，苔薄白，脉浮数，辨证为风燥伤肺证。风燥伤肺，肺失清润。

中医病证鉴别（2.5 分）：咳嗽与喘证均为肺气上逆之病证，临床上也常见咳、喘并见，但咳嗽以气逆有声、咳吐痰液为主，喘证以呼吸困难，甚则不能平卧为临床特征。

治法（2 分）：疏风清肺，润燥止咳。

方剂名称（1.5 分）：桑杏汤加减。

药物组成、剂量及煎服方法（3 分）：桑叶 3g，杏仁 4.5g，沙参 6g，象贝 3g，香豉 3g，栀皮 3g，梨皮 3g，天花粉 10g，芦根 15g。3 剂，水煎服。日 1 剂，早晚分服。

病(案)例摘要3：

章某，女，58岁，已婚，退休干部。2015年8月12日初诊。

患者家族中有哮病史。患者于3天前受热后出现鼻痒、喷嚏，喉中有明显哮鸣声，呼吸困难，不能平卧。现症：喉中哮鸣声如吼，喘而气粗，呼吸困难，不能平卧，舌红苔黄腻，脉弦滑。

答题要求：

（1）根据上述摘要，在答题卡上完成书面分析。

（2）中医病证鉴别：请与喘证相鉴别。

【参考答案】

中医疾病诊断（2.5分）：哮病。

中医证型诊断（2.5分）：热哮证。

中医辨病辨证依据（6分）：以喉中有明显哮鸣声、呼吸困难、不能平卧3天为主症，辨病为哮病。喉中哮鸣声如吼，喘而气粗，呼吸困难，不能平卧，舌红苔黄腻，脉弦滑，辨证为热哮证。痰热蕴肺，壅阻气道，肺失清肃。

中医病证鉴别（2.5分）：哮病和喘证都有呼吸急促、困难的表现。哮必兼喘，但喘未必兼哮。哮指声响言，喉中哮鸣有声，是一种反复发作的独立性疾病；喘指气息言，为呼吸气促困难，是多种肺系急慢性疾病的一个症状。

治法（2分）：清热宣肺，化痰定喘。

方剂名称（1.5分）：定喘汤加减。

药物组成、剂量及煎服方法（3分）：麻黄9g，黄芩4.5g，桑白皮9g，杏仁4.5g，半夏9g，款冬9g，苏子6g，白果9g，甘草3g，葶苈子9g（包煎），广地龙9g。3剂，水煎服。日1剂，早晚分服。

病(案)例摘要 4:

胡某,男,64 岁,已婚,农民。2016 年 4 月 2 日初诊。

患者平素嗜食肥甘厚腻,有咳嗽病史。1 天前劳累后出现喘促短气,呼吸困难,不能平卧。现症:喘而胸满闷塞,甚则胸盈仰息,咳嗽,痰多黏腻色白,咳吐不利,兼有呕恶,食少,口黏不渴,舌苔白腻,脉滑或濡。

答题要求:

(1) 根据上述摘要,在答题卡上完成书面分析。
(2) 中医病证鉴别:请与哮病相鉴别。

【参考答案】

中医疾病诊断（2.5分）：喘证。

中医证型诊断（2.5分）：痰浊阻肺证。

中医辨病辨证依据（6分）：以喘促短气、呼吸困难、不能平卧1天为主症，辨病为喘证。现症见喘而胸满闷塞，甚则胸盈仰息，咳嗽，痰多黏腻色白，咳吐不利，兼有呕恶，食少，口黏不渴，舌苔白腻，脉滑或濡，辨证为痰浊阻肺证。中阳不运，积湿生痰，痰浊壅肺，肺失肃降。

中医病证鉴别（2.5分）：喘证和哮病都有呼吸急促、困难的表现。喘指气息而言，为呼吸气促困难，甚则张口抬肩，摇身撷肚，是多种肺系疾病的一个症状；哮指声响而言，必见喉中哮鸣有声，亦伴呼吸困难，是一种反复发作的独立性疾病。喘未必兼哮，而哮必兼喘。

治法（2分）：祛痰降逆，宣肺平喘。

方剂名称（1.5分）：二陈汤合三子养亲汤加减。

药物组成、剂量及煎服方法（3分）：半夏15g，橘红15g，白茯苓9g，苏子9g，白芥子9g，莱菔子9g，杏仁9g，紫菀9g，旋覆花9g（包煎），甘草4.5g，生姜7片，乌梅1枚。3剂，水煎服。日1剂，早晚分服。

病(案)例摘要5：

王某，女，55岁，已婚，农民。2015年8月18日初诊。

患者2天前受惊后出现自觉心中悸动不安，心搏异常，伴胸闷不舒。现症：心悸时发时止，受惊易作，胸闷烦躁，失眠多梦，口干苦，大便秘结，小便短赤，舌红，苔黄腻，脉弦滑。

答题要求：

（1）根据上述摘要，在答题卡上完成书面分析。

（2）中医病证鉴别：请与奔豚相鉴别。

【参考答案】

中医疾病诊断（2.5分）：心悸。

中医证型诊断（2.5分）：痰火扰心证。

中医辨病辨证依据（6分）：以心中悸动不安、心搏异常、伴胸闷不舒2天为主症，辨病为心悸。现症见心悸时发时止，受惊易作，胸闷烦躁，失眠多梦，口干苦，大便秘结，小便短赤，舌红，苔黄腻，脉弦滑，辨证为痰火扰心证。痰浊停聚，郁久化火，痰火扰心，心神不安。

中医病证鉴别（2.5分）：奔豚发作之时，亦觉心胸躁动不安。本病与心悸的鉴别要点为：心悸为心中剧烈跳动，发自于心；奔豚乃上下冲逆，发自少腹。

治法（2分）：清热化痰，宁心安神。

方剂名称（1.5分）：黄连温胆汤加减。

药物组成、剂量及煎服方法（3分）：黄连6g，山栀6g，竹茹6g，半夏6g，胆南星6g，全瓜蒌6g，陈皮9g，生姜6g，枳实6g，远志6g，菖蒲6g，酸枣仁6g，生龙骨30g（先煎），生牡蛎30g（先煎），生大黄9g，甘草3g，茯苓4.5g。3剂，水煎服。日1剂，早晚分服。

病(案)例摘要6：

庞某，女，68岁，已婚，退休工人。2015年9月23日初诊。

患者平素胆小怕事，寐而不酣间作6年，近1个月受惊吓后，症状加重。现症：虚烦不寐，有时彻夜难寐，触事易惊，终日惕惕，胆怯心悸，伴气短自汗，倦怠乏力，舌淡，脉弦细。

答题要求：

(1) 根据上述摘要，在答题卡上完成书面分析。
(2) 中医病证鉴别：请与一时性失眠相鉴别。

【参考答案】

中医疾病诊断（2.5分）：不寐。

中医证型诊断（2.5分）：心胆气虚证。

中医辨病辨证依据（6分）：以胆小怕事，寐而不酣6年为主症，辨病为不寐。现症见虚烦不寐，有时彻夜难寐，触事易惊，终日惕惕，胆怯心悸，伴气短自汗，倦怠乏力，舌淡，脉弦细，辨证为心胆气虚证。心胆虚怯，心神失养，神魂不安。

中医病证鉴别（2.5分）：不寐单纯以失眠为主症，表现为持续的、严重的睡眠困难。而因一时性情志影响或生活环境改变引起的暂时性失眠不属病态。

治法（2分）：益气镇惊，安神定志。

方剂名称（1.5分）：安神定志丸合酸枣仁汤加减。

药物组成、剂量及煎服方法（3分）：人参10g，茯苓15g，甘草3g，茯神6g，远志3g，龙齿30g（先煎），石菖蒲3g，川芎6g，酸枣仁15g，知母6g，生牡蛎15g（先煎），朱砂0.5g。3剂，水煎服。日1剂，早晚分服。

病(案)例摘要7：

刘某，女，30岁，已婚，职员。2016年4月12日初诊。

患者昨日中午外出就餐，当晚即出现腹部疼痛，胀满不适，大便2次，今日上午来诊。现症：脘腹胀满，疼痛拒按，嗳腐吞酸，厌食泛呕，腹痛欲泻，泻后痛减，舌苔厚腻，脉滑。

答题要求：

(1) 根据上述摘要，在答题卡上完成书面分析。
(2) 中医病证鉴别：请与胃痛相鉴别。

【参考答案】

中医疾病诊断（2.5分）：腹痛。

中医证型诊断（2.5分）：饮食积滞证。

中医辨病辨证依据（6分）：以腹部疼痛，胀满不适1日为主症，辨病为腹痛。现症见脘腹胀满，疼痛拒按，嗳腐吞酸，厌食泛呕，腹痛欲泻，泻后痛减，舌苔厚腻，脉滑，辨证为饮食积滞证。食滞内停，运化失司，胃肠不和。

中医病证鉴别（2.5分）：胃处腹中，与肠相连，腹痛常伴有胃痛的症状，胃痛亦时有腹痛的表现，常需鉴别。胃痛部位在心下胃脘之处，常伴有恶心、嗳气等胃病见症，腹痛部位在胃脘以下，上述症状在腹痛中较少见。

治法（2分）：消食导滞，和胃止痛。

方剂名称（1.5分）：枳实导滞丸加减。

药物组成、剂量及煎服方法（3分）：枳实9g，神曲9g，茯苓6g，黄芩6g，黄连6g，白术6g，泽泻6g，厚朴6g，木香6g，陈皮6g，半夏6g，苍术6g。3剂，水煎服。日1剂，早晚分服。

病(案)例摘要 8:

闫某,男,46岁,已婚,干部。2015年7月20日初诊。

患者大便稀溏1年余,病情时轻时重,每因抑郁恼怒而加重。现症:泄泻,腹部攻窜作痛,大便稀溏,每日3次,伴见体倦乏力,胸胁胀闷。舌淡红,苔薄白,脉弦。

答题要求:

(1) 根据上述摘要,在答题卡上完成书面分析。

(2) 中医病证鉴别:请与痢疾相鉴别。

【参考答案】

中医疾病诊断（2.5 分）：泄泻。

中医证型诊断（2.5 分）：肝气乘脾证。

中医辨病辨证依据（6 分）：以大便稀溏 1 年余，排便次数多为主症，辨病为泄泻。现症见泄泻，腹部攻窜作痛，大便稀溏，每日 3 次，伴见体倦乏力，胸胁胀闷。舌淡红，苔薄白，脉弦，辨证为肝气乘脾证。肝气不疏，横逆犯脾，脾失健运。

中医病证鉴别（2.5 分）：两者均为大便次数增多、粪质稀薄的病证。泄泻以大便次数增加，粪质稀溏，甚则如水样，或完谷不化为主症，大便不带脓血，也无里急后重，或无腹痛。而痢疾以腹痛、里急后重、便下赤白脓血为特征。

治法（2 分）：抑肝扶脾。

方剂名称（1.5 分）：痛泻要方加减。

药物组成、剂量及煎服方法（3 分）：白芍 6g，白术 9g，陈皮 4.5g，防风 3g，党参 9g，茯苓 10g，扁豆 9g，鸡内金 10g。3 剂，水煎服。日 1 剂，早晚分服。

病(案)例摘要9：

陈某，女，35岁，已婚，教师。2014年7月12日初诊。

患者10天前外地出差返家途中即感发热，周身乏力，食欲不振，恶心，腹胀，继而右胁肋部胀痛，身目发黄，时有呕吐。现症见：身目俱黄，黄色鲜明，小便黄赤，发热，乏力纳呆，口干口渴，口苦恶心，时有呕吐，大便秘结，两日一行。舌质红，苔黄腻，脉弦数。

答题要求：
(1) 根据上述摘要，在答题卡上完成书面分析。
(2) 中医病证鉴别：请与阴黄相鉴别。

【参考答案】

中医疾病诊断（2.5分）：黄疸。

中医证型诊断（2.5分）：阳黄（热重于湿证）。

中医辨病辨证依据（6分）：以发热、乏力、纳呆、身目发黄10日为主症，辨病为黄疸。现症见身目俱黄，黄色鲜明，小便黄赤，发热，乏力纳呆，口干口渴，口苦恶心，时有呕吐，大便秘结，两日一行，舌质红，苔黄腻，脉弦数，辨证为阳黄（热重于湿证）。湿热熏蒸，困遏脾胃，壅滞肝胆，胆汁泛滥。

中医病证鉴别（2.5分）：临证应根据黄疸的色泽，并结合症状、病史予以鉴别。阳黄黄色鲜明，发病急，病程短，常伴身热，口干苦，舌苔黄腻，脉弦数。急黄为阳黄之重症，病情急骤，疸色如金，兼见神昏、发斑、出血等危象。阴黄黄色晦暗，病程长，病势缓，常伴纳少、乏力、舌淡、脉沉迟或细缓。

治法（2分）：清热通腑，利湿退黄。

方剂名称（1.5分）：茵陈蒿汤加减。

药物组成、剂量及煎服方法（3分）：茵陈18g，栀子12g，大黄6g，黄柏6g，茯苓15g，柴胡10g，陈皮10g，竹茹10g，半夏6g，连翘6g，垂盆草15g，蒲公英15g，滑石15g（先煎），车前草15g。3剂，水煎服。日1剂，早晚分服。

病(案)例摘要 10：

卢某，男，27 岁，未婚，自由职业。2015 年 7 月 9 日初诊。

患者 2 天前饮食不注意后出现大便次数增多、腹痛、里急后重等症。现症：痢下赤白脓血，黏稠如胶冻腥臭，腹部疼痛，肛门灼热，小便短赤，舌苔黄腻，脉滑数。

答题要求：

（1）根据上述摘要，在答题卡上完成书面分析。

（2）中医病证鉴别：请与泄泻相鉴别。

【参考答案】

中医疾病诊断（2.5分）：痢疾。

中医证型诊断（2.5分）：湿热痢。

中医辨病辨证依据（6分）：以大便次数增多、腹痛、里急后重2天为主症，辨病为痢疾。现症见痢下赤白脓血，黏稠如胶冻腥臭，腹部疼痛，肛门灼热，小便短赤，舌苔黄腻，脉滑数，辨证为湿热痢证。湿热蕴结，熏灼肠道，气血壅滞，脂络伤损。

中医病证鉴别（2.5分）：痢疾与泄泻均多发于夏秋季节，病变部位在胃肠，病因亦有相同之处，症状都有腹痛、大便次数增多。但痢疾大便次数虽多而量少，排赤白脓血便，腹痛伴里急后重感明显。而泄泻大便溏薄，粪便清稀，或如水样，或完谷不化，而无赤白脓血便，腹痛多伴肠鸣，少有里急后重感。

治法（2分）：清肠化湿，调气和血。

方剂名称（1.5分）：芍药汤加减。

药物组成、剂量及煎服方法（3分）：芍药30g，当归15g，甘草6g，木香6g，槟榔6g，大黄9g，黄芩15g，黄连15g，肉桂5g，金银花9g，白头翁9g，秦皮9g，黄柏9g。3剂，水煎服。日1剂，早晚分服。

病(案)例摘要 11：

寿某，男，29岁，已婚，职员。2015年5月15日初诊。

患者1年来常因工作劳累而情志不遂，时有右胁胀痛，走窜不定，甚则引及胸背肩臂，疼痛每因情志变化而增减，胸闷腹胀，嗳气频作，纳少口苦，舌苔薄白，脉弦。

答题要求：

（1）根据上述摘要，在答题卡上完成书面分析。

（2）中医病证鉴别：请与胃脘痛相鉴别。

【参考答案】

中医疾病诊断（2.5分）：胁痛。

中医证型诊断（2.5分）：肝郁气滞证。

中医辨病辨证依据（6分）：以右胁胀痛，走窜不定1年为主症，辨病为胁痛。现症见右胁胀痛，引及胸背肩臂，疼痛每因情志变化而增减，胸闷腹胀，嗳气频作，纳少口苦，舌苔薄白，脉弦，辨证为肝郁气滞证。肝失条达，气机郁滞，络脉失和。

中医病证鉴别（2.5分）：胁痛与胃脘痛的病证中皆有肝郁的病机。但胃脘痛病位在胃脘，兼有嗳气频作、吞酸嘈杂等胃失和降的症状。而胁痛病位在胁肋部，伴有目眩、口苦、胸闷、喜太息的症状。

治法（2分）：疏肝理气。

方剂名称（1.5分）：柴胡疏肝散加减。

药物组成、剂量及煎服方法（3分）：柴胡6g，陈皮6g，枳壳4.5g，香附4.5g，川楝子4.5g，白芍4.5g，甘草1.5g，川芎4.5g，郁金6g。3剂，水煎服。日1剂，早晚分服。

病(案)例摘要 12:

傅某,男,48 岁,已婚,工人。2016 年 3 月 19 日初诊。

患者平素性情急躁易怒。3 天前与家人吵架后,出现头部胀痛,无呕吐,无意识障碍,遂来就诊。现症:头昏胀痛,两侧为重,面红口苦,心烦易怒,夜寐不宁,舌红苔黄,脉弦数。

答题要求:
(1) 根据上述摘要,在答题卡上完成书面分析。
(2) 中医病证鉴别:请与眩晕相鉴别。

【参考答案】

中医疾病诊断（2.5分）：头痛。

中医证型诊断（2.5分）：肝阳头痛。

中医辨病辨证依据（6分）：以头昏胀痛3天为主症，辨病为头痛。现症见头昏胀痛，两侧为重，面红口苦，心烦易怒，夜寐不宁，舌红苔黄，脉弦数，辨证为肝阳头痛。肝失条达，气郁化火，阳亢风动。

中医病证鉴别（2.5分）：头痛与眩晕可单独出现，也可同时出现，二者对比，头痛之病因有外感与内伤两方面，眩晕则以内伤为主。临床表现，头痛以疼痛为主，实证较多；而眩晕则以昏眩为主，虚证较多。

治法（2分）：平肝潜阳息风。

方剂名称（1.5分）：天麻钩藤饮加减。

药物组成、剂量及煎服方法（3分）：天麻9g，钩藤12g（后下），石决明18g（先煎），山栀9g，黄芩9g，丹皮9g，桑寄生9g，杜仲9g，牛膝12g，益母草9g，白芍9g，夜交藤9g，茯神9g，夏枯草9g，龙胆草6g。3剂，水煎服。日1剂，早晚分服。

病(案)例摘要13：

常某，男，74岁，已婚，退休干部。2016年1月26日初诊。

患者有头痛病史，1天前突然发病，半身不遂，口舌㖞斜，神识不清。现症：头痛眩晕，心烦易怒，半身不遂，口舌㖞斜，舌强语謇，神识欠清，肢体强急，痰多而黏，伴腹胀，便秘，舌质有瘀斑，苔黄腻，脉弦滑。

答题要求：
（1）根据上述摘要，在答题卡上完成书面分析。
（2）中医病证鉴别：请与口僻相鉴别。

【参考答案】

中医疾病诊断（2.5分）：中风。

中医证型诊断（2.5分）：痰热腑实证。

中医辨病辨证依据（6分）：以半身不遂，口舌㖞斜，神识不清1天为主症，辨病为中风。现症见头痛眩晕，心烦易怒，半身不遂，口舌㖞斜，舌强语謇，神识欠清，肢体强急，痰多而黏，伴腹胀，便秘，舌质有瘀斑，苔黄腻，脉弦滑，辨证为痰热腑实证。痰热阻滞，风痰上扰，腑气不通。

中医病证鉴别（2.5分）：口僻俗称吊线风，主要症状是口眼㖞斜，但常伴耳后疼痛，口角流涎，言语不清，而无半身不遂或神志障碍等表现，多因正气不足，风邪入脉络，气血痹阻所致，不同年龄均可罹患。中风是以猝然昏仆、不省人事、半身不遂、口眼㖞斜、语言不利为主症的病证。

治法（2分）：通腑泄热，息风化痰。

方剂名称（1.5分）：桃仁承气汤加减。

药物组成、剂量及煎服方法（3分）：桃仁12g，大黄12g（后下），芒硝6g（溶服），枳实6g，陈胆星6g，黄芩6g，全瓜蒌6g，赤芍6g，丹皮6g，牛膝6g，钩藤12g（后下），菊花6g，珍珠母12g（先煎）。3剂，水煎服。日1剂，早晚分服。

病(案)例摘要 14：

马某，男，40岁，已婚，警察。2015年5月20日初诊。

患者1年来每因劳累后出现双下肢浮肿，尿量减少，夜尿多，头晕，乏力，畏寒，面色苍白，当地医院诊断为"慢性肾小球肾炎"，经多方求医，症状时有好转，但病情反复出现。半月来下肢浮肿复发，按之凹陷不起，尿量减少，腰酸冷痛，四肢厥冷，怯寒神疲，面色㿠白，心悸胸闷，腹大胀满。舌质淡胖，苔白，脉沉细。

答题要求：

（1）根据上述摘要，在答题卡上完成书面分析。
（2）中医病证鉴别：请与鼓胀相鉴别。

【参考答案】

中医疾病诊断（2.5分）：水肿。

中医证型诊断（2.5分）：肾阳衰微证。

中医辨病辨证依据（6分）：以反复双下肢浮肿、尿少1年余，复发半月为主症，辨病为水肿。现症见下肢浮肿，按之凹陷不起，尿量减少，腰酸冷痛，四肢厥冷，怯寒神疲，面色㿠白，心悸胸闷，腹大胀满。舌质淡胖，苔白，脉沉细，辨证为肾阳衰微证。脾肾阳虚，水寒内聚。

中医病证鉴别（2.5分）：水肿与鼓胀均可见肢体水肿，腹部膨隆。鼓胀的主症是单腹胀大，面色苍黄，腹壁青筋暴露，四肢多不肿，反见瘦削，后期或可伴见轻度肢体浮肿。而水肿则头面或下肢先肿，继及全身，严重时出现腹水，腹部膨隆，面色㿠白，但无腹壁青筋暴露。鼓胀是由于肝、脾、肾功能失调，导致气滞、血瘀、水湿聚于腹中。水肿乃肺、脾、肾三脏气化失调，而导致水液泛滥肌肤。

治法（2分）：温肾助阳，行气利水。

方剂名称（1.5分）：济生肾气丸合真武汤加减。

药物组成、剂量及煎服方法（3分）：附子15g（先煎），白茯苓30g，泽泻30g，山茱萸30g，山药30g，车前子30g（包煎），牡丹皮30g，官桂15g，川牛膝15g，熟地黄15g，芍药9g，白术6g，生姜9g。3剂，水煎服。日1剂，早晚分服。

病（案）例摘要 15：

田某，女，60 岁，已婚，干部。2014 年 5 月 26 日初诊。

患者 1 个月前因家属去世出现情绪低落，时欲流泪，经家人开导后，症状有所缓解，但易反复。3 日前患者情绪低落再次加重，遂前来就诊。现症：情绪低落，喜哭泣，胸部满闷，双胁肋部胀满不适，咽中自觉不适，有异物感，咽之不下，咯之不出，吞咽食物自如，夜眠不安，二便调。舌质淡，苔白腻，脉弦滑。

答题要求：

（1）根据上述摘要，在答题卡上完成书面分析。

（2）中医病证鉴别：请与噎膈相鉴别。

【参考答案】

中医疾病诊断（2.5 分）：郁证。

中医证型诊断（2.5 分）：痰气郁结证。

中医辨病辨证依据（6 分）：以情绪低落、时欲流泪 1 个月为主症，辨病为郁证。现症见情绪低落，喜哭泣，胸部满闷，双胁肋部胀满不适，咽中自觉不适，自觉有异物感，咽之不下，咯之不出，吞咽食物自如，夜眠不安，二便调，舌质淡，苔白腻，脉弦滑，辨证为痰气郁结证。气郁痰凝，阻滞胸咽。

中医病证鉴别（2.5 分）：两者皆有咽中有物梗塞感觉。梅核气咽中梗塞的感觉与情绪波动有关，当心情抑郁或注意力集中于咽部时，则梗塞感觉加重，但无吞咽困难。噎膈多见于中老年人，男性居多，梗塞的感觉主要在胸骨后，与情绪波动无关，吞咽困难的程度日渐加重，做食管检查常有异常发现。

治法（2 分）：行气开郁，化痰散结。

方剂名称（1.5 分）：半夏厚朴汤加减。

药物组成、剂量及煎服方法（3 分）：半夏 12g，厚朴 9g，茯苓 12g，生姜 15g，苏叶 6g，杏仁 10g，旋覆花 10g，香附 10g，百合 20g，柴胡 10g。3 剂，水煎服。日 1 剂，早晚分服。

病(案)例摘要 16：

周某，男，46岁，已婚，农民。2015年8月4日初诊。

患者1个月前过度劳作后出现口渴多饮，口舌干燥，尿频量多。现症：逐渐消瘦，烦热多汗，舌边尖红，苔薄黄，脉洪数。

答题要求：

（1）根据上述摘要，在答题卡上完成书面分析。
（2）中医病证鉴别：请与口渴症相鉴别。

【参考答案】

中医疾病诊断（2.5分）：消渴。

中医证型诊断（2.5分）：上消（肺热津伤证）。

中医辨病辨证依据（6分）：以口渴多饮，口舌干燥，尿频量多1月为主症，辨病为消渴。现症见逐渐消瘦，烦热多汗，舌边尖红，苔薄黄，脉洪数，辨证为上消（肺热津伤证）。肺脏燥热，津液失布。

中医病证鉴别（2.5分）：消渴与口渴症都可出现口干多饮症状。口渴症是指口渴饮水的一个临床症状，可出现于多种疾病过程中，尤以外感热病为多见，但这类口渴各随其所患病证的不同而出现相应的临床症状，不伴多食、多尿、尿甜、瘦削等消渴的特点。消渴以多饮、多食、多尿、乏力、消瘦，或尿有甜味为主症。

治法（2分）：清热润肺，生津止渴。

方剂名称（1.5分）：消渴方加减。

药物组成、剂量及煎服方法（3分）：天花粉9g，葛根6g，麦冬6g，生地黄6g，藕汁6g，黄连6g，黄芩6g，知母6g。3剂，水煎服。日1剂，早晚分服。

病(案)例摘要 17：

王某，男，65 岁，已婚，退休工人。2014 年 11 月 10 日初诊。

2013 年 8 月 15 日初诊。患者 10 年前出现关节肌肉疼痛、酸楚游走不定，3 天前因淋雨加重。现症：关节疼痛，屈伸不利，兼有恶风，发热，苔薄白，脉浮缓。

答题要求：

（1）根据上述摘要，在答题卡上完成书面分析。

（2）中医病证鉴别：请与痿证相鉴别。

【参考答案】

中医疾病诊断（2.5分）：痹证。

中医证型诊断（2.5分）：行痹。

中医辨病辨证依据（6分）：以关节肌肉疼痛、酸楚游走不定10年为主症，辨病为痹证。现症见关节疼痛，屈伸不利，兼有恶风发热，舌苔薄白，脉浮缓，辨证为行痹。风邪兼夹寒湿，留滞经脉，痹阻气血。

中医病证鉴别（2.5分）：痹证与痿证鉴别要点首先在于痛与不痛，痹证以关节疼痛为主，而痿证则以肢体力弱为主，无疼痛症状；其次要观察肢体的活动障碍，痿证是无力运动，痹证是因疼痛而影响活动；再者，部分痿证病初即有肌肉萎缩，而痹证则是由于疼痛或关节僵直不能活动，日久废而不用导致的肌肉萎缩。

治法（2分）：祛风通络，散寒除湿。

方剂名称（1.5分）：防风汤加减。

药物组成、剂量及煎服方法（3分）：防风3g，甘草2g，黄芩2g，当归3g，赤茯苓3g，秦艽2g，葛根2g，桂枝3g，杏仁3g，麻黄1.5g，生姜5片，大枣3枚。3剂，水煎服。日1剂，早晚分服。

病(案)例摘要 18：

潘某，女，76 岁，已婚，退休。2015 年 10 月 22 日初诊。

患者 5 年前出现腰痛，伴酸软无力，久站后加重，反复发作。2 日前患者因劳累再次出现腰痛，遂前来就诊。现症：腰部隐隐作痛，酸软无力，不能久站，喜温喜按，平素肢冷畏寒，舌质淡，苔薄白，脉沉细。

答题要求：
(1) 根据上述摘要，在答题卡上完成书面分析。
(2) 中医病证鉴别：请与肾痹相鉴别。

【参考答案】

中医疾病诊断（2.5 分）：腰痛。

中医证型诊断（2.5 分）：肾阳虚证。

中医辨病辨证依据（6 分）：以腰痛伴酸软无力 5 年为主症，辨病为腰痛。现症见腰部隐隐作痛，酸软无力，不能久站，喜温喜按，平素肢冷畏寒，舌质淡，苔薄白，脉沉细，辨证为肾阳虚证。肾阳不足，不能温煦经脉。

中医病证鉴别（2.5 分）：腰痛是以腰部疼痛为主；肾痹是指腰背强直弯曲，不能屈伸，行动困难而言，多由骨痹日久发展而成。

治法（2 分）：补肾壮阳，温煦经脉。

方剂名称（1.5 分）：右归丸加减。

药物组成、剂量及煎服方法（3 分）：熟地黄 24g，山药 12g，山茱萸 12g，枸杞子 12g，菟丝子 12g，鹿角胶 12g（烊化兑服），杜仲 12g，肉桂 6g，当归 9g，制附子 6g（先煎）。3 剂，水煎服。日 1 剂，早晚分服。

病(案)例摘要 19：

高某，男，5 岁。2015 年 11 月 3 日初诊。

患儿腹泻 3 周，病初每日泻十余次，经治疗好转。但近日大便仍清稀，色淡不臭，每日 4~5 次，常于食后作泻，时轻时重，面色萎黄，形体消瘦，神疲倦怠，舌淡苔白，脉缓弱。

答题要求：

（1）根据上述摘要，在答题卡上完成书面分析。

（2）中医病证鉴别：请与痢疾相鉴别。

【参考答案】

中医疾病诊断（2.5分）：小儿泄泻。

中医证型诊断（2.5分）：脾虚泻证。

中医辨病辨证依据（6分）：以腹泻3周，每日泻十余次为主症，辨病为小儿泄泻。现症见大便仍清稀，色淡不臭，每日4~5次，常于食后作泻，时轻时重，面色萎黄，形体消瘦，神疲倦怠，舌淡苔白，脉缓弱，辨证为脾虚泻证。脾虚运化失职，不能分清别浊，水湿水谷合污而下。

中医病证鉴别（2.5分）：痢疾大便为黏液脓血便，腹痛，里急后重。大便常规检查有脓细胞、红细胞和吞噬细胞；大便培养有痢疾杆菌生长。

治法（2分）：健脾益气，助运止泻。

方剂名称（1.5分）：参苓白术散加减。

药物组成、剂量及煎服方法（3分）：党参15g，白术15g，茯苓15g，山药15g，莲子肉9g，扁豆12g，薏苡仁9g，砂仁6g（后下），桔梗6g，甘草10g。3剂，水煎服。日1剂，早晚分服。

病案（例）摘要 20：

王某，女，19 岁，学生。2016 年 3 月 9 日初诊。

患者 13 岁月经初潮，初潮后月经基本正常。近 1 年来，月经紊乱，经来无期，时而出血量多，时而淋沥不尽，色淡质清，畏寒肢冷，面色晦暗，腰腿酸软，小便清长，末次月经 2016 年 2 月 22 日，至今未尽，舌质淡，苔薄白，脉沉细。

答题要求：
（1）根据上述摘要，在答题卡上完成书面分析。
（2）中医病证鉴别：请与经期延长相鉴别。

【参考答案】

中医疾病诊断（2.5分）：崩漏。

中医证型诊断（2.5分）：肾阳虚证。

中医辨病辨证依据（6分）：以月经紊乱、量多1年，淋沥不尽1月为主症，辨病为崩漏。现症见月经紊乱，经来无期，时而出血量多，时而淋沥不尽，色淡质清，畏寒肢冷，面色晦暗，腰腿酸软，小便清长，舌质淡，苔薄白，脉沉细，辨证为肾阳虚证。命门火衰，封藏失职，冲任不固，不能制约经血。

中医病证鉴别（2.5分）：经期延长仅为经期的延长，月经周期和经量无明显异常表现，而崩漏不仅月经淋沥不尽，且经量、月经周期皆出现异常表现。

治法（2分）：温肾益气，固冲止血。

方剂名称（1.5分）：右归丸加黄芪、党参、三七。

药物组成、剂量及煎服方法（3分）：熟地黄24g，山药12g，山茱萸9g，枸杞子12g，菟丝子12g，鹿角胶12g（烊化兑服），杜仲12g，肉桂6g，当归9g，制附子6g（先煎），黄芪9g，党参9g，三七3g。3剂，水煎服。日1剂，早晚分服。

病（案）例摘要 21：

何某，女，25 岁，未婚，职员。2014 年 4 月 3 日初诊。

患者产后 2 个月出现带下量多，有腥臭味。现症：带下量多，色黄白，质黏稠，有臭气，胸闷口腻，纳食较差，带下色白质黏，如豆腐渣状，阴痒，小便黄少，舌苔黄腻，脉濡略数。

答题要求：

（1）根据上述摘要，在答题卡上完成书面分析。
（2）中医病证鉴别：请与白浊相鉴别。

【参考答案】

中医疾病诊断（2.5分）：带下病（带下过多）。

中医证型诊断（2.5分）：湿热下注。

中医辨病辨证依据（6分）：以带下量多，有腥臭味2个月为主症，辨病为带下病。现症见带下量多，色黄白，质黏稠，有臭气，胸闷口腻，纳食较差，带下色白质黏，如豆腐渣状，阴痒，小便黄少，舌苔黄腻，脉濡略数，辨证为湿热下注。湿热蕴结于下，损伤任带二脉。

中医病证鉴别（2.5分）：白浊是指尿道流出混浊如脓之物的一种疾患，而带下出自阴道。带下过多是指带下量明显增多，色、质、气味异常，或伴有全身或局部症状。

治法（2分）：清利湿热。

方剂名称（1.5分）：止带方加减。

药物组成、剂量及煎服方法（3分）：龙胆草6g，黄柏12g，生地15g，当归15g，赤芍12g，椒目6g，甘草6g，车前子3g（包煎），山药30g，白果12g。3剂，水煎服。日1剂，早晚分服。

病(案)例摘要 22：

王某，男，7 岁，学生。2015 年 1 月 10 日初诊。

患者 2 天前放学后出现发热，流涕，咳嗽，躯干见少量红色斑丘疹。现症：壮热不退，烦躁不安，口渴欲饮，面红目赤，皮疹分布较密，疹色紫暗，疱浆混浊，大便干结，小便短黄，舌红，苔黄糙而干，脉数有力。

答题要求：

（1）根据上述摘要，在答题卡上完成书面分析。

（2）中医病证鉴别：请与脓疱疮相鉴别。

【参考答案】

中医疾病诊断（2.5分）：水痘。

中医证型诊断（2.5分）：邪炽气营。

中医辨病辨证依据（6分）：以发热、流涕、咳嗽、躯干少量红色斑丘疹2天为主症，辨病为水痘。现症见壮热不退，烦躁不安，口渴欲饮，面红目赤，皮疹分布较密，疹色紫暗，疱浆混浊，大便干结，小便短黄，舌红，苔黄糙而干，脉数有力，辨证为邪炽气营。邪盛正衰，邪毒炽盛，内传气营。

中医病证鉴别（2.5分）：水痘与脓疱疮相似，脓疱疮好发于炎热夏季，一般无发热等全身症状，皮疹多见于头面部及四肢暴露部位，病初为疱疹，很快成为脓疱，疱液混浊，经搔抓脓液流溢蔓延而传播。

治法（2分）：清气凉营，解毒化湿。

方剂名称（1.5分）：清胃解毒汤加减。

药物组成、剂量及煎服方法（3分）：黄芩9g，黄连5g，生地黄10g，栀子10g，车前草10g，紫草10g，生石膏30g，升麻6g，牡丹皮10g，赤芍药10g，当归10g，天花粉10g，连翘10g。3剂，水煎服。日1剂，早晚分服。

病(案)例摘要 23：

廖某，女，28 岁，已婚，职员。2016 年 4 月 12 日初诊。

患者 25 天前行第 2 次剖宫产，13 天前开始恶寒、恶风、低热持续不退，体温 37~38℃，伴头晕、头痛、心慌、食欲差，两侧少腹绵绵作痛，曾先后使用西药抗感染和中药清热解毒治疗，疗效不显，阴道仍有少量血性分泌物，色淡质稀，舌质淡，苔薄白，脉细数。

答题要求：
(1) 根据上述摘要，在答题卡上完成书面分析。
(2) 中医病证鉴别：请与蒸乳发热相鉴别。

【参考答案】

中医疾病诊断（2.5分）：产后发热。

中医证型诊断（2.5分）：血虚证。

中医辨病辨证依据（6分）：以剖宫产后25天，发热13天为主症，辨病为产后发热。现症见发热、头晕、头痛、心慌、食欲差，两侧少腹绵绵作痛，阴道仍有少量血性分泌物，色淡质稀，舌质淡，苔薄白，脉细数，辨证为血虚证。产时或产后失血过多，阴血暴虚，阳无所附，以致阳浮于外。

中医病证鉴别（2.5分）：产后发热与蒸乳都可以见到低热。区别在于，蒸乳发热是产后3~4天泌乳期见低热，可自然消失。产后发热是指产褥期内，出现发热持续不退，或突然高热寒战，并伴有其他症状。

治法（2分）：补益气血。

方剂名称（1.5分）：八珍汤去川芎，加黄芪。

药物组成、剂量及煎服方法（3分）：人参10g，白术10g，白茯苓10g，当归10g，黄芪10g，白芍药10g，熟地黄10g，甘草10g，生姜3片，大枣3枚。3剂，水煎服。日1剂，早晚分服。

病(案)例摘要 24：

马某，女，34 岁，已婚，工人。2015 年 5 月 15 日初诊。

患者平素月经正常，近 3 个月来，经期或经后，小腹隐隐作痛，空坠不适，喜揉按，经量少，色淡稀薄，平时神疲乏力，头晕心悸，面色不华，纳少便溏。末次月经：2015 年 5 月 11 日。来诊时月经已净，舌淡苔薄，脉细弱。

答题要求：

(1) 根据上述摘要，在答题卡上完成书面分析。
(2) 中医病证鉴别：请与异位妊娠破裂相鉴别。

【参考答案】

中医疾病诊断（2.5分）：痛经。

中医证型诊断（2.5分）：气血虚弱证。

中医辨病辨证依据（6分）：以经期或经后，小腹隐隐作痛3个月为主症，辨病为痛经。现症见小腹空坠不适，喜揉按，经量少，色淡稀薄，平时神疲乏力，头晕心悸，面色不华，纳少便溏。末次月经来诊时已净，舌淡苔薄，脉细弱，辨证为气血虚弱证。冲任气血虚少，胞脉失于濡养，气虚血滞，无力流通。

中医病证鉴别（2.5分）：异位妊娠破裂多有停经史和早孕反应，妊娠试验阳性；妇科检查时，宫颈有抬举痛，腹腔内出血较多时，子宫有漂浮感；盆腔B超检查常可见子宫腔以外有孕囊或包块存在；后穹窿穿刺或腹腔穿刺阳性；内出血严重时，患者可出现休克表现，血红蛋白下降。痛经虽可出现剧烈的小腹痛，但无上述妊娠征象。

治法（2分）：益气补血止痛。

方剂名称（1.5分）：圣愈汤去熟地黄，加白芍、香附、延胡索。

药物组成、剂量及煎服方法（3分）：白芍15g，川芎8g，人参15g，当归15g，黄芪15g，香附10g，延胡索10g，鸡血藤15g，大枣15g，酸枣仁15g。3剂，水煎服。日1剂，早晚分服。

病(案)例摘要 25：

汤某，男，3 岁。2014 年 4 月 20 日初诊。

患儿 2 周前开始发热，初起发热恶风，咳嗽，继则高烧持续不退，最高达 40℃，周身无汗，咳而微烦，面色红赤，便干尿黄，听诊肺水泡音较密集，舌质微红，苔黄腻，脉数。

答题要求：

（1）根据上述摘要，在答题卡上完成书面分析。
（2）中医病证鉴别：请与儿童哮喘相鉴别。

【参考答案】

中医疾病诊断（2.5分）：肺炎喘嗽。

中医证型诊断（2.5分）：风热闭肺证。

中医辨病辨证依据（6分）：以持续发热、咳嗽2周为主症，辨病为肺炎喘嗽。现症见高热，周身无汗，咳而微烦，面色红赤，便干尿黄，听诊肺水泡音较密集，舌质微红，苔黄腻，脉数，辨证为风热闭肺证。风热之邪闭阻肺气，肺气郁闭。

中医病证鉴别（2.5分）：儿童哮喘呈反复发作的咳嗽喘息，胸闷气短，喉间痰鸣，发作时双肺可闻及以呼气相为主的哮鸣音，呼气延长，支气管舒张剂有显著疗效。而肺炎喘嗽临床以发热、咳嗽、气促、鼻扇、痰鸣为主症，重者可见张口抬肩、呼吸困难、面色苍白、口唇青紫等症。

治法（2分）：辛凉宣肺，化痰止咳。

方剂名称（1.5分）：银翘散合麻杏石甘汤加减。

药物组成、剂量及煎服方法（3分）：连翘30g，金银花30g，苦桔梗30g，薄荷18g（后下），竹叶12g，生甘草15g，荆芥穗12g，淡豆豉15g，牛蒡子18g，芦根18g，麻黄9g，杏仁9g，石膏18g（先煎），黄芩9g。3剂，水煎服。日1剂，早晚分服。

病(案)例摘要 26：

王某，女，28 岁，已婚，公务员。2015 年 8 月 18 日初诊。

患者右下腹痛 36 小时，伴发热 12 小时。纳呆，恶心，呕吐一次，为胃内容物，二便正常，月经史无异常，末次月经 8 月 2 日。查体：体温 38.4℃，右下腹压痛、反跳痛、腹皮挛急。舌红，苔黄腻，脉滑数。血常规：WBC 15×10^9/L，中性粒细胞 85%，尿常规正常。

答题要求：
(1) 根据上述摘要，在答题卡上完成书面分析。
(2) 中医病证鉴别：请与宫外孕破裂相鉴别。

【参考答案】

中医疾病诊断（2.5分）：肠痈。

中医证型诊断（2.5分）：湿热证。

中医辨病辨证依据（6分）：以右下腹痛36小时，发热12小时，恶心、呕吐为主症，辨病为肠痈。现症见二便正常，月经史无异常，右下腹压痛、反跳痛、腹皮挛急，舌红，苔黄腻，脉滑数，辨证为湿热证。肠道功能失调，糟粕积滞，湿热内生，积结肠道。

中医病证鉴别（2.5分）：宫外孕破裂常有急性失血症状和下腹疼痛症状，有停经史，妇科检查阴道内有血液，阴道后穹隆穿刺有血等。而肠痈的特点是转移性右下腹疼痛，伴恶心、呕吐、发热，右下腹局限性压痛或拒按。可发生于任何年龄，以青壮年为多，男性多于女性。

治法（2分）：通腑泄热，解毒利湿透脓。

方剂名称（1.5分）：复方大柴胡汤加减。

药物组成、剂量及煎服方法（3分）：柴胡9g，黄芩9g，枳壳6g，川楝子9g，生大黄9g（后下），延胡索9g，白芍9g，蒲公英15g，木香6g，丹参15g，生甘草6g，黄连5g，生石膏15g（先煎）。3剂，水煎服。日1剂，早晚分服。

病(案)例摘要 27：

黄某，女，25 岁，已婚，职员。2016 年 7 月 2 日初诊。

患者 2 年前行人工流产手术，术后有正常性生活且男方精液正常，至今未孕。平素月经或先或后，经量多少不一，经前烦躁易怒，胸胁乳房胀痛，善太息，纳可，寐欠安，多梦，大便偏干。舌暗红边有瘀斑，脉弦细。

答题要求：

（1）根据上述摘要，在答题卡上完成书面分析。

（2）中医病证鉴别：请与暗产相鉴别。

【参考答案】

中医疾病诊断（2.5分）：不孕症。

中医证型诊断（2.5分）：肝气郁结。

中医辨病辨证依据（6分）：以人工流产术后2年有正常性生活且男方精液正常，至今未孕为主症，辨病为不孕症。现症见月经或先或后，经量多少不一，经前烦躁易怒，胸胁乳房胀痛，善太息，纳可，寐欠安，多梦，大便偏干。舌暗红边有瘀斑，脉弦细，辨证为肝气郁结。肝失条达，气血失调，冲任不能相资。

中医病证鉴别（2.5分）：暗产是指早早孕期，胚胎初结而自然流产者。此时孕妇尚未有明显的妊娠反应，一般不易觉察而误认为不孕。通过基础体温监测、早孕试验及病理学检查可明确。

治法（2分）：疏肝解郁，养血理脾。

方剂名称（1.5分）：开郁种玉汤加减。

药物组成、剂量及煎服方法（3分）：白芍3g，香附9g，当归15g，白术15g，丹皮9g，茯苓9g，天花粉6g。7剂，水煎服。日1剂，早晚分服。

病(案)例摘要 28:

宋某,女,25岁,已婚,职员。2015年8月21日初诊。

患者停经4个月,阴道少量出血伴小腹下坠1周。既往子宫肌瘤4年,末次月经:2015年4月21日,停经后无明显不适,2个月前B超提示宫内早孕,子宫肌瘤(4.2cm×3.6cm)。近一周少量阴道流血,色暗红,自觉腰酸下坠,口干不欲饮,舌暗红,舌边有瘀斑,脉沉弦。

答题要求:
(1) 根据上述摘要,在答题卡上完成书面分析。
(2) 中医病证鉴别:请与激经相鉴别。

【参考答案】

中医疾病诊断（2.5分）：胎动不安。

中医证型诊断（2.5分）：癥瘕伤胎。

中医辨病辨证依据（6分）：以妊娠期间阴道少量出血，小腹下坠1周为主症，辨病为胎动不安。现症见近1周少量阴道流血，色暗红，自觉腰酸下坠，口干不欲饮，舌暗红，舌边有瘀斑，脉沉弦，辨证为癥瘕伤胎。瘀阻胞脉，孕后冲任气血失调，血不归经，胎失摄养。

中医病证鉴别（2.5分）：激经出血是有规律的，孕后在相当于月经期时，有少量阴道流血，至孕3个月后自行停止，无损于胎儿的生长发育。而胎动不安的症状为妊娠期间仅有腰酸腹痛或小腹坠胀，或伴有少量阴道出血。

治法（2分）：祛瘀消癥，固冲安胎。

方剂名称（1.5分）：桂枝茯苓丸加杜仲、续断。

药物组成、剂量及煎服方法（3分）：桂枝6g，茯苓6g，芍药6g，丹皮6g，桃仁6g，杜仲9g，续断9g。3剂，水煎服。日1剂，早晚分服。

病(案)例摘要 29：

周某，女，35 岁，已婚，教师。2015 年 9 月 2 日初诊。

患者乳房肿块伴疼痛半年，肿块和疼痛随喜怒消长，伴有胸闷胁痛，善郁易怒，失眠多梦，心烦口苦，月经史无异常。查体：双侧乳房外上象限触及片块样肿块，质地中等，表面光滑，活动度好，有压痛，舌苔薄黄，脉弦滑。

答题要求：

(1) 根据上述摘要，在答题卡上完成书面分析。

(2) 中医病证鉴别 (2.5 分)：请与乳岩相鉴别。

【参考答案】

中医疾病诊断（2.5分）：乳癖。

中医证型诊断（2.5分）：肝郁痰凝证。

中医辨病辨证依据（6分）：以乳房肿块伴疼痛半年，肿块和疼痛随喜怒消长为主症，辨病为乳癖。现症见乳房肿块、疼痛，胸闷胁痛，善郁易怒，失眠多梦，心烦口苦，舌苔薄黄，脉弦滑，辨证为肝郁痰凝证。乳络经脉阻塞不通，不通则痛，气滞、痰凝、瘀血结聚。

中医病证鉴别（2.5分）：乳岩常无意中发现肿块，多无疼痛，逐渐长大，肿块质地坚硬如石，表面高低不平，边缘不整齐，常与皮肤粘连，活动度差，患侧淋巴结可肿大，后期溃破呈菜花样。而乳癖的特点是单侧或双侧乳房疼痛并出现肿块，乳痛和肿块与月经周期及情志变化密切相关。乳房肿块大小不等，形态不一，边界不清，质地不硬，活动度好。

治法（2分）：疏肝解郁，化痰散结。

方剂名称（1.5分）：逍遥蒌贝散加减。

药物组成、剂量及煎服方法（3分）：柴胡15g，郁金15g，当归10g，白芍10g，茯苓10g，白术15g，瓜蒌10g，半夏6g，制南星6g，山栀10g，牡丹皮10g，黄芩10g。3剂，水煎服。日1剂，早晚分服。

病(案)例摘要 30：

姜某，女，48岁，已婚，教师。2015年6月21日初诊。

患者月经紊乱1年，经量多，色暗，有块，面色晦暗，精神萎靡，形寒肢冷，烘热汗出，腰膝酸冷，纳呆腹胀，大便溏薄，面浮肢肿，夜尿多，带下清稀，舌胖嫩，边有齿痕，苔稀白，脉沉细无力。

答题要求：

（1）根据上述摘要，在答题卡上完成书面分析。

（2）中医病证鉴别：请与癥瘕相鉴别。

【参考答案】

中医疾病诊断（2.5分）：绝经前后诸证。

中医证型诊断（2.5分）：肾阳虚证。

中医辨病辨证依据（6分）：以月经紊乱，经量多，色暗，精神萎靡1年为主症，辨病为绝经前后诸证。现症见经量多，色暗，有块，面色晦暗，精神萎靡，形寒肢冷，烘热汗出，腰膝酸冷，纳呆腹胀，大便溏薄，面浮肢肿，夜尿多，带下清稀，舌胖嫩，边有齿痕，苔薄白，脉沉细无力，辨证为肾阳虚。肾阳衰惫，脾肾阳虚。

中医病证鉴别（2.5分）：癥瘕可能出现月经过多或经断复来，或有下腹疼痛，浮肿，或带下五色，气味臭秽，或身体骤然明显消瘦等症状。绝经前后诸证是妇女在绝经期前后，出现一些与绝经有关的症状，如眩晕耳鸣，烘热汗出，心悸失眠，烦躁易怒，潮热，或面目、下肢浮肿，纳呆，便溏，或月经紊乱，情志不宁等。

治法（2分）：温肾扶阳，佐以温中健脾。

方剂名称（1.5分）：右归丸合理中丸。

药物组成、剂量及煎服方法（3分）：熟地黄24g，山药12g，山茱萸9g，枸杞子12g，菟丝子12g，鹿角胶12g（烊化兑服），杜仲12g，肉桂6g，当归9g，制附子6g（先煎），人参9g，干姜9g，甘草9g，白术9g。3剂，水煎服。日1剂，早晚分服。

病(案)例摘要 31：

何某，男，42 岁，已婚，干部。2015 年 9 月 10 日初诊。

患者便血 1 个月，平时嗜食辛辣。便血色鲜，量较多，血便不相混，便时硬核脱出肛门外，便后可自行回纳，肛门灼热，重坠不适。查体：肛门指检于截石位 3、7、11 点见光滑的团块，质软无压痛。舌苔黄腻，脉弦数。

答题要求：

（1）根据上述摘要，在答题卡上完成书面分析。
（2）中医病证鉴别：请与肛裂相鉴别。

【参考答案】

中医疾病诊断（2.5分）：痔。

中医证型诊断（2.5分）：湿热下注证。

中医辨病辨证依据（6分）：以便血色鲜，量较多，血便不相混，便时硬核脱出肛门外，便后可自行回纳，肛门灼热，重坠不适为主症，辨病为痔。现症见肛门指检于截石位3、7、11点见光滑的团块，质软无压痛。舌苔黄腻，脉弦数，辨证为湿热下注证。饮食不节、过食辛辣醇酒厚味，燥热内生，下迫大肠。

中医病证鉴别（2.5分）：肛裂便鲜血，量较少，肛门疼痛剧烈，呈周期性，多伴有便秘，局部检查可见6点或12点处肛管有梭形裂口。内痔好发于3、7、11点处，特点是便血，痔核脱出，肛门有不适感。

治法（2分）：清热利湿止血。

方剂名称（1.5分）：脏连丸加减。

药物组成、剂量及煎服方法（3分）：黄连12g，生地18g，当归9g，川芎6g，白芍6g，赤芍6g，槐角6g，槐米6g，穿山甲6g，猪大肠1段，地榆炭9g，仙鹤草6g，白头翁9g。炼蜜为丸，每服9g，晨饭前空腹以白开水送下，一日1次。

病(案)例摘要32：

杨某，女，32岁，已婚，职员。2015年3月30日初诊。

患者有月经后期病史，产后出血史。平素月经量少，经色淡而质薄。末次月经为2014年5月10日。现症：月经逐渐后延，量少，经色淡而质薄，继而停闭不行，头晕眼花，神疲肢软，毛发不泽易脱落，羸瘦萎黄，脉沉缓，舌淡苔少。

答题要求：
(1) 根据上述摘要，在答题卡上完成书面分析。
(2) 中医病证鉴别：请与胎死不下鉴别。

【参考答案】

中医疾病诊断（2.5 分）：闭经。

中医证型诊断（2.5 分）：气血虚弱证。

中医辨病辨证依据（6 分）：以月经量少，经色淡而质薄，停闭不行为主症，辨病为闭经。现症见月经逐渐后延，量少，经色淡而质薄，继而停闭不行，头晕眼花，神疲肢软，毛发不泽易脱落，羸瘦萎黄，脉沉缓，舌淡苔少，辨证为气血虚弱证。营血大亏，冲任血虚。

中医病证鉴别（2.5 分）：胎死腹中者，除月经停闭外，尚应有妊娠的征象，但子宫增大多小于停经月份。B 超检查宫腔内可见孕囊、胚芽或胎体，但无胎心搏动。闭经者，停经前大多有月经紊乱，停经后无妊娠征象。

治法（2 分）：补气养血调经。

方剂名称（1.5 分）：人参养营汤或圣愈汤或八珍汤加减。

药物组成、剂量及煎服方法（3 分）：白术 4.5g，黄芪 4.5g，远志 4.5g，当归 6g，山药 6g，熟地黄 6g，五味子 6g，白茯苓 6g，山萸肉 6g，生地黄 2g，陈皮 3g；熟地黄 20g，白芍 15g，川芎 8g，人参 15g，当归 15g，黄芪 15g；人参 10g，白术 10g，白茯苓 10g，当归 10g，川芎 10g，白芍药 10g，熟地黄 10g，甘草 5g，生姜 3 片，大枣 5 枚。3 剂，水煎服。日 1 剂，早晚分服。

病(案)例摘要 33：

陈某，女，5 岁。2013 年 8 月 12 日初诊。

患儿 3 天前因发热，咳嗽，咀嚼时有酸涩感，经用链霉素、鱼腥草等治疗两天，症状加重来诊。症见两侧腮部肿如鸡卵大，皮色光亮，边缘不清，触之腮部灼热胀痛，拒按，咀嚼困难，憎寒壮热，体温 38.6℃，咳嗽痰黄。舌红，苔薄黄，脉弦数。

答题要求：

（1）根据上述摘要，在答题卡上完成书面分析。

（2）中医病证鉴别：请与发颐相鉴别。

【参考答案】

中医疾病诊断（2.5分）：痄腮。

中医证型诊断（2.5分）：邪犯少阳证。

中医辨病辨证依据（6分）：以发热伴腮部肿痛，边缘不清3天为主症，辨病为痄腮。现症见两侧腮部肿如鸡卵大，皮色光亮，边缘不清，触之腮部灼热胀痛，拒按，咀嚼困难，憎寒壮热，咳嗽痰黄，舌红，苔薄黄，脉弦数，辨证为邪犯少阳证。时邪病毒从口鼻侵入，侵犯足少阳胆经。

中医病证鉴别（2.5分）：发颐腮腺肿大多为一侧，表皮泛红，疼痛剧烈，拒按，若按压腮部可见口腔内腮腺管口有脓液溢出。发颐无传染性，血常规检查白细胞总数及中性粒细胞增高。痄腮以发热、耳下腮部肿胀疼痛为主症，一年四季均可发生，以冬春两季易于流行。

治法（2分）：疏风清热，散结消肿。

方剂名称（1.5分）：柴胡葛根汤加减。

药物组成、剂量及煎服方法（3分）：柴胡3g，天花粉3g，干葛3g，黄芩3g，桔梗3g，连翘3g，牛蒡子3g，石膏3g（先煎），甘草3g，升麻2g。3剂，水煎服。日1剂，早晚分服。

病(案)例摘要34：

高某，男，38岁，已婚，干部。2016年3月18日初诊。

患者饮食稍有不节即皮肤瘙痒反复发作2个月，抓后糜烂渗出，伴纳少，腹胀便溏，肢乏。查体：皮损潮红，丘疹，对称分布，可见鳞屑。舌淡胖，苔白腻，脉濡缓。

答题要求：

（1）根据上述摘要，在答题卡上完成书面分析。
（2）中医病证鉴别：请与接触性皮炎相鉴别。

【参考答案】

中医疾病诊断（2.5 分）：湿疮。

中医证型诊断（2.5 分）：脾虚湿蕴证。

中医辨病辨证依据（6 分）：以皮肤瘙痒反复发作 2 个月，抓后糜烂渗出为主症，辨病为湿疮。现症见纳少，腹胀便溏，肢乏，皮损潮红，丘疹，对称分布，可见鳞屑，舌淡胖，苔白腻，脉濡缓，辨证为脾虚湿蕴证。脾胃受损，失其健运，湿热内生。

中医病证鉴别（2.5 分）：接触性皮炎常有明确的接触史，皮损常限于接触部位，皮疹较单一，有水肿、水疱，边界清楚，祛除病因后较快痊愈，不再接触即不复发。湿疮的特点是：对称分布，多形损害，剧烈瘙痒，倾向浸润，反复发作，易成慢性等。

治法（2 分）：健脾利湿止痒。

方剂名称（1.5 分）：除湿胃苓汤加减。

药物组成、剂量及煎服方法（3 分）：防风 3g，苍术 3g，白术 3g，赤茯苓 3g，陈皮 3g，厚朴 3g，猪苓 3g，山栀 3g，木通 3g，泽泻 3g，滑石 3g（先煎），甘草 2g，山药 3g，生薏苡仁 3g，车前草 3g，茵陈 3g，徐长卿 3g。3 剂，水煎服。日 1 剂，早晚分服。

病(案)例摘要 35:

孙某,男,68 岁,已婚,退休。2013 年 8 月 12 日初诊。

患者近 2 年来夜尿次数增多,每夜约 2~4 次,近 3 个月无明显诱因开始出现排尿时间延长。昨日饮酒后出现小便次数明显增加,约 1 小时 1 次,尿线细,尿后余沥不尽,无肉眼血尿,尿道灼热刺痛,时感小腹灼热。舌红苔黄腻,脉弦数。肛门直肠指检:前列腺增大,表明光滑,质软,有弹性,中央沟消失。腹部 B 超:前列腺体积增大至 57mm×48mm×40mm,膀胱残余尿量 70mL,余未见异常。

答题要求:
(1) 根据上述摘要,在答题卡上完成书面分析。
(2) 中医病证鉴别:请与前列腺癌相鉴别。

【参考答案】

中医疾病诊断（2.5分）：精癃。

中医证型诊断（2.5分）：湿热下注证。

中医辨病辨证依据（6分）：以夜尿次数增多2年，排尿时间延长3月，尿频1日为主症，辨病为精癃。现症见小便次数明显增加，约1小时1次，尿线细，尿后余沥不尽，无肉眼血尿，尿道灼热刺痛，时感小腹灼热，舌红苔黄腻，脉弦数，辨证为湿热下注证。湿热下注，蕴结不散，瘀阻下焦。

中医病证鉴别（2.5分）：精癃与前列腺癌发病年龄相似，且可同时存在。但前列腺癌有早期发生骨骼与肺转移的特点。直肠指诊前列腺多不对称，表面不光滑，可触及不规则、无弹性的硬结。前列腺特异抗原（PSA）和酸性磷酸酶增高。盆腔部CT或前列腺穿刺活体组织检查可确定诊断。

治法（2分）：清热利湿，消癃通闭。

方剂名称（1.5分）：八正散加减。

药物组成、剂量及煎服方法（3分）：车前子9g（包煎），瞿麦9g，萹蓄9g，滑石9g（先煎），山栀子仁9g，甘草9g，木通9g，大黄9g，灯芯草3g，牛膝9g，王不留行9g，蒲黄9g（包煎）。3剂，水煎服。日1剂，早晚分服。

病(案)例摘要36：

李某，男，70岁，已婚，退休。2014年5月18日初诊。

患者1周前出现右足趾红肿紫暗，2、3趾色黑溃烂，有少许分泌物。现症：足部皮肤色红、肿胀、疼痛，伴发热，口干，便秘溲赤，纳呆。患者既往糖尿病病史10年，双侧视网膜病变3年，足癣3个月，湿烂瘙痒。舌质红，苔黄腻，脉弦数。

答题要求：
(1) 根据上述摘要，在答题卡上完成书面分析。
(2) 中医病证鉴别：请与血栓闭塞性脉管炎相鉴别。

【参考答案】

中医疾病诊断（2.5分）：脱疽。

中医证型诊断（2.5分）：湿热毒盛证。

中医辨病辨证依据（6分）：以右足趾红肿紫暗，2、3趾色黑溃烂1周为主症，有糖尿病病史，辨病为脱疽。现症见足部皮肤色红、肿胀、疼痛，伴发热，口干，便秘溲赤，纳呆，舌质红，苔黄腻，脉弦数，辨证为湿热毒盛证。寒邪久蕴，郁而化热，湿热浸淫。

中医病证鉴别（2.5分）：血栓闭塞性脉管炎多发生于青壮年，受累血管为中小动脉，一般无高血脂、高血压和其他脏器的动脉硬化病史，可见游离性浅静脉炎的表现，动脉造影呈节段性闭塞，无动脉钙化改变。而糖尿病性坏疽多发生于中老年人，具有糖尿病病史，有"三多一少"的糖尿病临床表现，肢体坏疽以湿性坏疽为多，发展迅速，范围较大，但疼痛不剧烈，受累血管为大血管和微血管，化验检查可见血糖升高、尿糖阳性。

治法（2分）：清热利湿，活血化瘀。

方剂名称（1.5分）：四妙勇安汤加减。

药物组成、剂量及煎服方法（3分）：金银花90g，玄参90g，当归60g，甘草30g，连翘15g，黄柏12g，栀子10g。10剂，水煎服。日1剂，早晚分服。

微信公众号
更多免费题库

第二站　基本操作

第一部分　中医技术操作

一、针灸常用腧穴定位

考查针灸穴位体表定位。本类考题与本部分第二、三考题 3 选 2 抽题作答,每份试卷 2 题,每题 10 分,共 20 分。

1. 叙述并指出秩边、迎香、手三里的定位。

【参考答案】

秩边：横平第 4 骶后孔，骶正中线旁开 3 寸。

迎香：在鼻翼外缘中点旁，鼻唇沟中。

手三里：在阳溪穴与曲池穴连线上，肘横纹下 2 寸。

2. 叙述并指出悬钟、定喘、商阳的定位。

【参考答案】

悬钟：在小腿外侧，外踝尖上3寸，腓骨前缘。

定喘：在脊柱区，横平第7颈椎棘突下，后正中线旁开0.5寸。

商阳：在手指，食指末节桡侧，指甲根角侧上方0.1寸。

3. 叙述并指出气海、大陵、十宣的定位。

【参考答案】

气海：在下腹部，脐中下1.5寸，前正中线上。

大陵：在腕前区，腕掌侧远端横纹中，掌长肌腱与桡侧腕屈肌腱之间。

十宣：在手指，十指尖端，距指甲游离缘0.1寸（指寸），左右共10穴。

4. 叙述并指出太溪、支沟、膈俞的定位。

【参考答案】

太溪：在踝区，内踝尖与跟腱之间的凹陷中。

支沟：在前臂后区，腕背侧远端横纹上3寸，尺骨与桡骨间隙中点。

膈俞：在脊柱区，第7胸椎棘突下，后正中线旁开1.5寸。

5. 叙述并指出孔最、神庭、内庭的定位。

【参考答案】

孔最：在前臂前区，腕掌侧远端横纹上7寸，尺泽与太渊连线上。

神庭：在头部，前发际正中直上0.5寸。

内庭：在足背，第2、3趾间，趾蹼缘后方赤白肉际处。

6. 叙述并指出内关、大肠俞、昆仑的定位。

【参考答案】
内关：在前臂前区，腕掌侧远端横纹上2寸，掌长肌腱与桡侧腕屈肌腱之间。
大肠俞：在脊柱区，第4腰椎棘突下，后正中线旁开1.5寸。
昆仑：在踝区，外踝尖与跟腱之间的凹陷中。

7. 叙述并指出四神聪、足三里、中脘的定位。

【参考答案】
四神聪：在头部，百会前后左右各旁开 1 寸，共 4 穴。
足三里：在小腿外侧，犊鼻下 3 寸，胫骨前嵴外一横指处，犊鼻与解溪连线上。
中脘：在上腹部，脐中上 4 寸，前正中线上。

8. 叙述并指出列缺、公孙、关元的定位。

【参考答案】

列缺：在前臂，腕掌侧远端横纹上1.5寸，拇短伸肌腱与拇长展肌腱之间，拇长展肌腱沟的凹陷中。简便取穴法：两手虎口自然平直交叉，一手食指按在另一手桡骨茎突上，指尖下凹陷中是穴。

公孙：在跖区，第1跖骨基底部的前下方赤白肉际处。

关元：在下腹部，脐中下3寸，前正中线上。

9. 叙述并指出梁丘、期门、血海的定位。

【参考答案】

梁丘：在股前区，髌底上2寸，股外侧肌与股直肌肌腱之间（髂前上棘与髌骨外上缘连线上）。

期门：在胸部，第6肋间隙，前正中线旁开4寸。

血海：在股前区，髌底内侧端上2寸，股内侧肌隆起处。简便取穴法：患者屈膝，医者以左手掌心按于患者右膝髌骨上缘，第2～5指向上伸直，拇指约呈45°斜置，拇指尖下是穴。

二、针灸临床技术操作

考查针灸、拔罐、推拿等临床技术操作。本类考题与本部分第一、三考题 3 选 2 抽题作答,每份试卷 2 题,每题 10 分,共 20 分。

1. 叙述并演示针刺弹法的操作。

【参考答案】
①进针后刺入一定深度。②以拇指与食指相交呈环状,食指指甲缘轻抵拇指指腹。③弹叩针柄:将食指指甲面对准针柄或针尾,轻轻弹叩,使针体微微震颤。也可以拇指与其他手指配合进行操作。④弹叩数次。⑤弹叩次数不宜过多,一般 7~10 次即可。

2. 叙述并演示拇指按法的操作。

【参考答案】

以拇指罗纹面着力于施术部位，余四指张开，置于相应位置以支撑助力，腕关节屈曲40°~60°，拇指主动用力，垂直向下按压，当按压力达到所需的力度后，要稍停片刻，然后松劲撤力，再做重复按压，使按压动作既平稳又有节奏性。

3. 叙述并演示针刺摇法的操作。

【参考答案】

摇法是指毫针刺入一定深度后,手持针柄,将针轻轻摇动的方法。摇法分为两种,一是直立针身而摇,二是卧倒针身而摇。1)直立针身而摇:①采用直刺进针。②刺入一定深度。③手持针柄,如摇辘轳状呈划圈样摇动,或如摇橹状进行前后或左右的摇动。④反复摇动数次。2)卧倒针身而摇:①采用斜刺或平刺进针。②刺入一定深度。③手持针柄,如摇橹状进行左右摇动。④反复摇动数次。

4. 叙述并演示隔盐灸的操作。

【参考答案】

①选择体位，定取腧穴：宜取仰卧位，身体放松。②食盐填脐：取纯净干燥的食盐适量，将脐窝填平，也可于盐上再放置一姜片。③置放艾柱：将艾柱置于盐上（或姜片上），点燃艾柱尖端，任其自燃。④调适温度，更换艾柱：若患者感觉施灸局部灼热不可耐受，术者用镊子夹去残柱，换柱再灸。⑤掌握灸量：如上反复施灸，灸满规定壮数，一般灸 5～9 壮。⑥灸毕，除去艾灰、食盐。

5. 叙述并演示舒张进针法的操作。

【参考答案】
①消毒：腧穴皮肤、医生双手常规消毒。②**押手绷紧皮肤**：以押手拇、食指或食、中指把腧穴处皮肤向两侧轻轻撑开，使之绷紧，两指间的距离要适当。③**持针**：刺手拇、食、中指三指指腹夹持针柄。④**刺入**：刺手持针，于押手两指间的腧穴处迅速刺入。

6. 叙述并演示回旋灸的操作。

【参考答案】

①选取适宜体位,充分暴露待灸腧穴。②选用纯艾卷,将其一端点燃。③术者手持艾卷的中上部,将艾卷燃烧端对准腧穴,与施灸部位的皮肤保持相对固定的距离(一般在3cm左右),左右平行移动或反复旋转施灸,动作要匀速。若遇到小儿或局部知觉减退者,术者应以食指和中指,置于施灸部位两侧,通过医者的手指来测知患者局部受热程度,以便随时调节施灸时间和距离,防止烫伤。④灸至皮肤出现红晕,有温热感而无灼痛为度,一般灸5~10分钟。⑤灸毕熄灭艾火。

7. 叙述并演示毫针针刺角度及适用范围。

【参考答案】
①直刺:进针时针身与皮肤表面呈90°垂直刺入,此法适用于大部分的腧穴。②斜刺:进针时针身与皮肤表面呈45°左右倾斜刺入,此法适用于肌肉浅薄处或内有重要脏器,或不宜直刺、深刺的腧穴。③平刺:进针时针身与皮肤表面呈15°左右沿皮刺入,此法适用于皮薄肉少部位的腧穴。

8. 叙述并演示捻转法的操作。

【参考答案】
①消毒：腧穴皮肤、医生双手常规消毒。②刺入毫针：将毫针刺入腧穴的一定深度。③实施捻转操作：针身向前向后持续均匀来回捻转。要保持针身在腧穴基点上左右旋转运动。如此反复地捻转。

9. 叙述并演示掌推法的操作。

【参考答案】

以掌根部着力于施术部位,腕关节略背伸,肘关节伸直。以肩关节为支点,上臂部主动施力,通过肘、前臂、腕,使掌根部向前方做单方向直线推进。

三、中医望、闻、切诊技术的操作

演示或叙述中医望、闻、切诊技术的具体操作方法。本类考题与本部分第一、二考题 3 选 2 抽题作答,每份试卷 2 题,每题 10 分,共 20 分。

1. 叙述并演示脉诊的操作。

【参考答案】

（1）医生指法：①选指：用左手或右手的食指、中指和无名指三个手指指目诊察。诊脉者的手指指端要平齐，手指略呈弓形，与受诊者体表约呈45°为宜。②布指：中指定关，先以中指按在掌后高骨内侧动脉处，然后食指按在关前定寸，无名指按在关后定尺。布指的疏密要与患者手臂长短与医生手指粗细相适应。定寸时可选取太渊穴所在位置，定尺时可考虑按寸到关的距离确定关到尺的长度以明确尺的位置。③运指：运用指力的轻重、挪移及布指变化以体察脉象，常用的指法有举、按、寻、循、总按和单诊等，注意诊察患者的脉位（浮沉、长短）、脉次（至数与均匀度）、脉形（大小、软硬、紧张度等）、脉势（强弱与流利度）及左右手寸关尺各部表现。

（2）平息：医生保持呼吸调匀，清心宁神，可以自己的呼吸计算病人的脉搏至数，另一方面，平息有利于医生思想集中，可以仔细地辨别脉象。

（3）切脉时间：一般每次诊脉每手应不少于1分钟，两手以3分钟左右为宜。诊脉时应注意每次诊脉的时间至少应在五十动。

2. 叙述并演示舌诊的操作。

【参考答案】
①医者的姿势可略高于病人,保证视野平面略高于病人的舌面,以便俯视舌面。②注意光线必须直接照射于舌面,使舌面明亮,以便于正确进行观察。③先察舌质,再察舌苔。察舌质时先查舌色,次察舌形,再察舌态。查舌苔时,先察苔色,次察苔质,再察舌苔分布。对舌分部观察时,先看舌尖,再看舌中舌边,最后观察舌根部。④望舌时做到迅速敏捷,全面准确,时间不可太长,若一次望舌判断不准确,可让病人休息3~5分钟后重新望舌。⑤对病人伸舌时不符合要求的姿势,医生应予以纠正。⑥当舌苔过厚,或者出现与病情不相符合的苔质、苔色,为确定其有根、无根,或是否染苔等,可结合揩舌或刮舌法,也可直接询问患者在望舌前的饮食、服用药物等情况,以便正确判断。⑦望舌过程中还可穿插对舌部味觉、感觉等情况的询问,以便全面掌握舌诊资料。⑧观察舌下络脉:嘱病人尽量张口,舌尖向上腭方向翘起并轻轻抵于上腭,舌体自然放松,勿用力太过,使舌下络脉充分暴露。首先观察舌系带两侧大络脉的颜色、长短、粗细,有无怒张、弯曲等异常改变,然后观察周围细小络脉的颜色和形态有无异常。

3. 叙述并演示诊察小儿食指脉络的操作。

【参考答案】

诊察小儿指纹时，令家长抱小儿面向光亮，医生用左手握住小儿的手，对3岁以下小儿，可用右手大拇指按于小儿掌后高骨部脉上，不分三部，以定至数为主。3~5岁者，以高骨中线为关，以一指向两侧转动以寻察三部。6~8岁者，可挪动拇指诊三部。9~10岁者，可以次第下指，依寸、关、尺三部诊脉。10岁以上者，按成人三部脉法进行辨析。

4. 叙述并演示腹部望诊的操作。

【参考答案】

观察腹部是否平坦,注意有无胀大、凹陷及局部膨隆。观察腹式呼吸是否存在或有无异常。观察腹壁有无青筋暴露、怒张及突起等。

5. 叙述并演示虚里按诊的操作。

【参考答案】
　　一般病人采取坐位和仰卧位,医生位于病人右侧,用右手全掌或指腹平抚左乳下第四、五肋间,乳头下稍内侧的心尖搏动处,并调节压力,注意诊察其动气之强弱、至数和聚散等。按诊内容包括有无搏动、搏动部位及范围、搏动强度和节律、频率、聚散等。

6. 叙述并演示诊尺肤的操作。

【参考答案】

诊左尺肤时,医生用右手握住病人上臂近肘处,左手握住病人手掌,同时向桡侧转前臂,使前臂内侧面向上平放,尺肤部充分暴露,医生用指腹或手掌平贴尺肤处并上下滑动来感觉尺肤的寒热、滑涩、缓急(紧张度)。诊右尺肤时,医生操作手法同上,左、右手置换位置,方向相反。

第二部分　体格检查

叙述并演示西医体格检查的具体操作方法。每份试卷 1 题，每题 5 分，共 5 分。

1. 叙述并演示双手触诊肝脏的检查方法。

【参考答案】

　　检查时被检者取仰卧位,双腿稍屈曲,使腹壁松弛,检查者位于被检者右侧,用左手掌托住被检者右后腰,左手拇指张开置于右肋缘,将右手掌平放于被检者右侧腹壁上,腕关节自然伸直,四指并拢,掌指关节伸直,以食指前端的桡侧或食指与中指指端对着肋缘,自髂前上棘连线水平,分别沿右锁骨中线、前正中线自下而上触诊。被检者吸气时,右手随腹壁隆起抬高,但上抬速度要慢于腹壁的隆起,并向季肋缘方向触探肝缘。呼气时,腹壁松弛并下陷,触诊手应及时向腹深部按压,如肝脏肿大,则可触及肝下缘从手指端滑过。若未触及,则反复进行,直至触及肝脏或肋缘。

2. 叙述并演示鼻窦压痛的检查方法。

【参考答案】

检查额窦压痛时,一手扶住被检者枕后,另一手拇指或食指置于眼眶上缘内侧,用力向后上方按压。检查上颌窦压痛时,双手拇指置于被检者颧部,其余手指分别置于被检者的两侧耳后,固定其头部,双拇指向后方按压。检查筛窦压痛时,双手扶住被检者两侧耳后,双拇指分别置于鼻根部与眼内眦之间,向后方按压。蝶窦因位置较深,不能在体表进行检查。

3. 叙述并演示踝阵挛的检查方法。

【参考答案】

被检者取仰卧位，检查者用左手托住腘窝，使髋、膝关节稍屈曲，右手紧贴其脚掌，突然用力将其足推向背屈，阳性表现为该足出现节律性、连续性的屈伸运动。

4. 叙述并演示心脏听诊区的检查方法。

【参考答案】
（1）二尖瓣区：一般位于第 5 肋间左锁骨中线内侧。
（2）主动脉瓣区：①主动脉瓣区：位于胸骨右缘第 2 肋间。②主动脉瓣第二听诊区：位于胸骨左缘第 3、4 肋间，动脉瓣关闭不全时的舒张期杂音在此区最响。
（3）肺动脉瓣区：在胸骨左缘第 2 肋间隙。
（4）三尖瓣区：在胸骨体下端近剑突偏右或偏左处。

5. 叙述并演示振水音的检查方法。

【参考答案】

被检者取仰卧位,检查者用耳凑近被检者上腹部或将听诊器体件放于此处,然后用稍弯曲的手指以冲击触诊法连续迅速冲击其上腹部,如听到胃内液体与气体相撞击的声音,称为振水音。也可用双手左右摇晃患者上腹部以闻及振水音。正常人餐后或饮入多量液体时,上腹部可出现振水音,但若在空腹或餐后 6~8 小时以上仍有此音,则提示胃内有液体潴留,见于胃扩张、幽门梗阻及胃液分泌过多等。

6. 叙述并演示脾脏触诊的检查方法。

【参考答案】

脾脏明显肿大而位置较表浅时，用单手浅部触诊即可触及。如肿大的脾脏位置较深，则用双手触诊法进行检查。被检者取仰卧位，双腿稍屈曲，检查者左手绕过被检者腹部前方，手掌置于其左腰部第7~10肋处，将脾从后向前托起。右手掌平放于上腹部，与肋弓成垂直方向，以稍弯曲的手指末端轻压向腹部深处，随被检者腹式呼吸运动，由下向上逐渐移近左肋弓，直到触及脾缘或左肋缘。脾脏轻度肿大而仰卧位不易触及时，可嘱被检者改为右侧卧位，右下肢伸直，左下肢屈髋、屈膝，用双手触诊较易触及。触及脾脏后应注意其大小、质地、表面形态、有无压痛及摩擦感等。

7. 叙述并演示腹部压痛及反跳痛的检查方法。

【参考答案】

被检者取仰卧位，检查者手法宜轻柔并由浅入深地触诊，如发生疼痛即为压痛。先触诊正常部位，再触诊其邻近部位，最后触诊疼痛部位。当患者腹壁出现压痛时，检查者用并拢的2~3个手指压于原处稍停片刻，给患者一个适应过程，使压痛感觉趋于稳定，然后迅速将手抬起，如果此时患者感觉腹痛加重，并伴痛苦表情，即为反跳痛。

第三部分 西医基本操作

考查无菌操作、心肺复苏术等常用西医基本操作技能。每份试卷 1 题，每题 5 分，共 5 分。

1. 叙述并演示脱隔离衣的操作。

【参考答案】

①解开腰带，在前面打一活结。②解开两袖口，在肘部将部分袖子套塞入袖内，便于消毒双手。③消毒清洗双手后，解开领扣，右手伸入左手腕部套袖内，拉下袖子过手；用遮盖着的左手握住右手隔离衣袖子的外面，将右侧袖子拉下，双手转换渐从袖管中退出。④用左手自衣内握住双肩肩缝撤右手，再用右手握住衣领外面反折，脱出左手。⑤左手握住领子，右手将隔离衣两边对齐，挂在衣钩上。若挂在半污染区，隔离衣的清洁面向外，若挂在污染区，则污染面朝外。

2. 叙述并演示心肺复苏胸外按压的操作。

【参考答案】

①按压部位：两乳头连线中点（胸骨下半段）。②按压方法：用左手掌根部紧贴患者的胸部，右手掌根部重叠其上，两手手指相扣，左手五指翘起，上半身稍向前倾，双肩位于患者正上方，保持前臂与患者胸骨垂直，双臂伸直（肘关节伸直），用上半身力量用力垂直向下按压，放松时要使胸壁充分回复，放松时掌根不能离开胸壁。③按压要求：按压深度，成人胸骨下陷5~6cm，按压频率100~120次/分，压放时间比为1∶1。连续按压30次后给予人工呼吸2次，多位施救者在现场心肺复苏时，每2分钟或5个心肺复苏循环后，应相互轮换按压，以保证按压质量。

3. 叙述并演示橡皮止血带止血法的操作。

【参考答案】

抬高患肢,将软布料、棉花等软织物衬垫于止血部位皮肤上。扎止血带时手掌心向上,手背贴紧肢体,止血带一端用虎口夹住,留出长约10cm的一段,另一手拉较长的一端,适当拉紧拉长,绕肢体2~3圈,以前一手的食指和中指夹住橡皮带末端用力拉下,使之压在紧缠的橡皮带下面即可。

4. 叙述并演示肥皂水刷手法的操作。

【参考答案】

①按普通洗手方法将双手及前臂用肥皂和清水洗净。②用消毒毛刷蘸取消毒肥皂液交替刷洗双手及手臂,从指尖到肘上10cm。刷手时尤应注意甲缘、甲沟、指蹼等处刷完一遍,指尖朝上肘向下,用清水冲洗手臂上的肥皂水。然后,另换一消毒毛刷,同法进行第二、三遍刷洗,每一遍比上一遍低2cm(分别为肘上10cm、8cm、6cm)。共约10分钟。③每侧用一块无菌毛巾从指尖至肘部擦干,擦过肘部的毛巾不可再擦手部。④将双手及前臂浸泡在75%乙醇桶内5分钟,浸泡范围至肘上6cm处。若有乙醇过敏,可改用0.1%苯扎溴铵溶液浸泡,也可用1∶5000氯己定(洗必泰)溶液浸泡3分钟。⑤浸泡消毒后,保持拱手姿势待干,双手不得下垂,不能接触未经消毒的物品。

5. 叙述并演示口对口人工呼吸的操作。

【参考答案】

施救者一只手的拇指和食指捏住患者鼻翼，用小鱼际按患者前额，另一只手固定患者下颌，开启口腔。施救者双唇严密包住患者口唇，平静状态下缓慢吹气，吹气时观察胸廓是否隆起。吹气时间每次不少于 1 秒，每次送气量 500~600mL，以胸廓抬起为有效。吹气完毕，松开患者口鼻，使患者的肺和胸廓自然回缩，将气体排出，重复吹气一次，与心脏按压交替进行，吹气按压比为 2：30。

6. 叙述并演示普通伤口换药的操作。

【参考答案】
①去除敷料。先用手取下外层敷料（勿用镊子），再用1把镊子取下内层敷料。揭除内层敷料应轻巧，一般应沿伤口长轴方向揭除，若敷料干燥并粘贴在创面上则不可硬揭，应先用生理盐水浸湿后再揭去，以免创面出血。②双手执镊，左手镊子从换药碗中夹无菌物品，并传递给右手镊子，两镊不可相碰。③用碘酊、75%酒精棉球由内向外消毒伤口及周围皮肤，沿切口方向，范围距切口3~5cm擦拭2~3遍。④无菌敷料覆盖伤口，距离切口边缘3cm以上，一般用8~10层纱布，胶布固定，贴胶布方向应与肢体或躯干长轴垂直。

7. 叙述并演示手术区消毒的操作。

【参考答案】

准备好消毒用品（卵圆钳、消毒剂、棉球或纱布），皮肤消毒先用碘伏（或0.5%安尔碘）棉球或小纱布团由手术区中心向四周涂擦顺序涂擦3遍，第二、三遍都不能超出上一遍的范围。如为感染伤口或会阴、肛门等处手术，则应从外周向感染伤口或会阴肛门处涂擦。消毒范围应包括手术切口周围半径15cm的区域。

第三站 临床答辩

第一部分 中医问诊答辩

根据试题提供的"患者主诉",回答如何询问现病史及相关病史。每份试卷1题,每题10分,共10分。

1. 患者，男，50岁。昏迷2天。

【参考答案】

（1）现病史

1）主诉及相关的鉴别诊断

①发病的病因和诱因。

②根据主诉询问（性质、程度、持续时间、加重与缓解因素，以前有无类似发作）。

③伴随症状询问（根据本系统相关病史询问如头痛、半身不遂、喉间痰鸣、呕吐等）。

④发病以来饮食、睡眠、二便、体重有无变化。

2）诊疗经过

①是否做过诊治，做过哪些检查，如 B 型超声、颅脑 CT 等。

②治疗和用药情况，如是否应用过抗生素治疗，如用过，是哪一种，效果如何。

（2）相关病史

1）药物、食物过敏史。

2）与该病有关的其他病史，既往类似发作，手术外伤史，有无糖尿病、结核病或服用免疫抑制剂病史，有无烟酒嗜好，有无肿瘤病家族史，婚育史及不洁性交史。

2. 患者,女,30岁。产后3天,寒战高热2小时。

【参考答案】

（1）现病史

1）主诉及相关的鉴别诊断

①发病的病因和诱因。

②根据主诉询问（性质、程度、持续时间、加重与缓解因素，以前有无类似发作）。

③伴随症状询问（根据本系统相关病史询问如头痛、恶心、呕吐、恶寒等）。

④发病以来饮食、睡眠、二便、体重有无变化。

2）诊疗经过

①是否做过诊治，做过哪些检查，如 B 型超声、CT 等。

②治疗和用药情况，如是否应用过抗生素治疗，如用过，是哪一种，效果如何。

（2）相关病史

1）药物、食物过敏史。

2）与该病有关的其他病史，既往类似发作，手术外伤史，有无糖尿病、结核病、妇科病或服用免疫抑制剂病史，有无烟酒嗜好，有无肿瘤病家族史，月经史、婚育史及不洁性交史。

3. 患者，男，50岁。喘促短气，呼吸困难1个月。

【参考答案】

（1）现病史

1）主诉及相关的鉴别诊断

①发病的病因和诱因。

②根据主诉询问（性质、程度、持续时间、加重与缓解因素，以前有无类似发作）。

③伴随症状询问（根据本系统相关病史询问如胸部胀闷、咳痰、头痛、恶寒、发热等）。

④发病以来饮食、睡眠、二便、体重有无变化。

2）诊疗经过

①是否做过诊治，做过哪些检查，如肺功能、胸部 X 线、胸部 CT 等。

②治疗和用药情况，如是否应用过抗生素治疗，如用过，是哪一种，效果如何。

（2）相关病史

1）药物、食物过敏史。

2）与该病有关的其他病史，既往类似发作，手术外伤史，有无糖尿病、结核病或服用免疫抑制剂病史，有无烟酒嗜好，有无肿瘤病家族史，婚育史及不洁性交史。

4. 患者,男,48岁。心悸,胸闷伴下肢浮肿1月余。

【参考答案】

(1) 现病史

1) 主诉及相关的鉴别诊断

①发病的病因和诱因。

②根据主诉询问(性质、程度、持续时间、加重与缓解因素,以前有无类似发作)。

③伴随症状询问(根据本系统相关病史询问如恶心、呕吐、心烦、喘促、头晕等)。

④发病以来饮食、睡眠、二便、体重有无变化。

2) 诊疗经过

①是否做过诊治,做过哪些检查,如血、尿、粪常规,胸部X线,超声心动图等。

②治疗和用药情况,如是否应用过抗生素治疗,如用过,是哪一种,效果如何。

(2) 相关病史

1) 药物、食物过敏史。

2) 与该病有关的其他病史,既往类似发作,手术外伤史,有无糖尿病、结核病或服用免疫抑制剂病史,有无烟酒嗜好,有无肿瘤病家族史,婚育史及不洁性交史。

5. 患者，女，30岁。胸痛1周。

【参考答案】

(1) 现病史

1) 主诉及相关的鉴别诊断

①发病的病因和诱因。

②根据主诉询问(疼痛性质如闷痛、钝痛等,疼痛程度,加重及缓解因素,以前有无类似发作)。

③伴随症状询问(根据本系统相关病史询问如发热、咳嗽、咳痰、恶心、呕吐、心悸等)。

④发病以来饮食、睡眠、二便、体重有无变化。

2) 诊疗经过

①是否做过诊治,做过哪些检查,如血、尿、粪常规,胸部X线,心电图等。

②治疗和用药情况,如是否应用过抗生素治疗,如用过,是哪一种,效果如何。

(2) 相关病史

1) 药物、食物过敏史。

2) 与该病有关的其他病史,既往类似发作,手术外伤史,有无高血压、糖尿病、结核病、妇科病或服用免疫抑制剂病史,有无烟酒嗜好,有无肿瘤病家族史,月经史、婚育史及不洁性交史。

6. 患者，女，40岁。骨蒸潮热3天。

【参考答案】

(1) 现病史

1) 主诉及相关的鉴别诊断

①发病的病因和诱因。

②根据主诉询问（性质、程度、加重及缓解因素，以前有无类似发作）。

③伴随症状询问（根据本系统相关病史询问如头晕、神疲、自汗、盗汗等）。

④发病以来饮食、睡眠、二便、体重有无变化。

2) 诊疗经过

①是否做过诊治，做过哪些检查，如血、尿、粪常规，X线，CT等。

②治疗和用药情况，如是否应用过抗生素治疗，如用过，是哪一种，效果如何。

(2) 相关病史

1) 药物、食物过敏史。

2) 与该病有关的其他病史，既往类似发作，手术外伤史，有无高血压、糖尿病、结核病、妇科病或服用免疫抑制剂病史，有无烟酒嗜好，有无肿瘤病家族史，月经史、婚育史及不洁性交史。

7. 患者，男，30岁。四肢抽搐1小时。

【参考答案】

(1) 现病史

1) 主诉及相关的鉴别诊断

①发病的病因和诱因。

②根据主诉询问（性质、程度、加重及缓解因素，以前有无类似发作）。

③伴随症状询问（根据本系统相关病史询问如眩晕、胸闷、乏力、痰多等）。

④发病以来饮食、睡眠、二便、体重有无变化。

2) 诊疗经过

①是否做过诊治，做过哪些检查，如脑电图、CT等。

②治疗和用药情况，如是否应用过抗生素治疗，如用过，是哪一种，效果如何。

(2) 相关病史

1) 药物、食物过敏史。

2) 与该病有关的其他病史，既往类似发作，手术外伤史，有无高血压、心脏病、结核病或服用免疫抑制剂病史，有无烟酒嗜好，婚育史及不洁性交史。

8. 患者，女，20岁。转移性右下腹疼痛12小时。

【参考答案】

（1）现病史

1）主诉及相关的鉴别诊断

①发病的病因和诱因。

②根据主诉询问（性质、程度、加重及缓解因素，以前有无类似发作）。

③伴随症状询问（根据本系统相关病史询问如发热、恶心、纳减、腹泻等）。

④发病以来饮食、睡眠、二便、体重有无变化。

2）诊疗经过

①是否做过诊治，做过哪些检查，如血常规、腹腔穿刺检查、CT 等。

②治疗和用药情况，如是否应用过抗生素治疗，如用过，是哪一种，效果如何。

（2）相关病史

1）药物、食物过敏史。

2）与该病有关的其他病史，既往类似发作，手术外伤史，有无高血压、心脏病、妇科病、结核病或服用免疫抑制剂病史，有无烟酒嗜好，月经史、婚育史及不洁性交史。

9. 患者，男，14岁。排便时肛门肿物脱出2天。

【参考答案】

(1) 现病史

1) 主诉及相关的鉴别诊断

①发病的病因和诱因。

②根据主诉询问（性质、程度、加重及缓解因素，以前有无类似发作）。

③伴随症状询问（根据本系统相关病史询问如肛周瘙痒、肛门灼热、便血等）。

④发病以来饮食、睡眠、二便、体重有无变化。

2) 诊疗经过

①是否做过诊治，做过哪些检查，如血、尿、粪常规，X线等。

②治疗和用药情况，如是否应用过抗生素治疗，如用过，是哪一种，效果如何。

(2) 相关病史

1) 药物、食物过敏史。

2) 与该病有关的其他病史，既往类似发作，手术外伤史，有无高血压、心脏病、结核病或服用免疫抑制剂病史，有无烟酒嗜好，不洁性交史。

第二部分　中医答辩

一、疾病的辨证施治

考查疾病的辨证施治、诊断依据、辨证要点、治疗原则、方药等。本类考题与本部分第二、三、四考题4选1抽题作答，每份试卷1题，每题5分，共5分。

本部分考点与第一站相同。请参考第一站考点的相关内容。

二、针灸常用腧穴主治病证

口述题目要求的针灸腧穴主治病证。本类考题与本部分第一、三、四考题4选1抽题作答，每份试卷1题，每题5分，共5分。

1. 回答列缺、四神聪的主治病证。

【参考答案】

列缺：①咳嗽、气喘、咽喉肿痛等肺系病证。②头痛、齿痛、项强、口眼㖞斜等头面部疾患。③手腕痛。

四神聪：①头痛，眩晕。②失眠、健忘、癫痫等神志病证。③目疾。

2. 回答迎香、尺泽的主治病证。

【参考答案】

迎香：①鼻塞、鼽衄等鼻病。②口㖞、面痒等面部病证。③胆道蛔虫症。

尺泽：①咳嗽、气喘、咯血、咽喉肿痛等肺系实热性病证。②肘臂挛痛。③急性吐泻、中暑、小儿惊风等急症。

3. 回答曲池、大椎的主治病证。

【参考答案】

曲池：①手臂痹痛、上肢不遂等上肢病证。②热病。③眩晕，癫狂。④腹痛、吐泻等肠胃病证。⑤咽喉肿痛、齿痛、目赤肿痛等五官热性病证。⑥瘾疹、湿疹、瘰疬等皮肤科疾患。

大椎：①热病、疟疾、恶寒发热、咳嗽、气喘等外感病证。②骨蒸潮热。③癫狂痫、小儿惊风等神志病证。④项强，脊痛。⑤风疹，痤疮。

4. 回答孔最、足三里的主治病证。

【参考答案】

孔最：①咯血、鼻衄、咳嗽、气喘、咽喉肿痛等肺系病证。②肘臂挛痛。③痔血。

足三里：①胃痛、呕吐、噎膈、腹胀、腹泻、痢疾、便秘等胃肠病证。②下肢痿痹。③心悸、眩晕、癫狂等神志病。④乳痈、肠痈等外科疾患。⑤虚劳诸证，为强壮保健要穴。

5. 回答阳陵泉、神门的主治病证。

【参考答案】

阳陵泉：①黄疸、胁痛、口苦、呕吐、吞酸等肝胆犯胃病证。②膝肿痛，下肢痿痹，麻木。③小儿惊风。

神门：①心痛、心烦、惊悸、怔忡、健忘、失眠、痴呆、癫狂痫等心与神志病证。②胸胁痛。

6. 回答内关、听宫的主治病证。

【参考答案】

内关：①心痛、胸闷、心动过速或过缓等心系病证。②胃痛、呕吐、呃逆等胃腑病证。③中风，偏瘫，眩晕，偏头痛。④失眠、郁证、癫狂痫等神志病证。⑤肘臂挛痛。

听宫：①耳鸣、耳聋、聤耳等耳疾。②齿痛。

三、针灸异常情况处理

口述题目要求的针灸异常情况的处理步骤和注意事项。本类考题与本部分第一、二、四考题4选1抽题作答,每份试卷1题,每题5分,共5分。

1. 试述拔罐治疗后出现水泡的处理。

【参考答案】
①局部出现小水泡,只要注意不擦破,可任其自然吸收。②如水泡较大,对局部皮肤严格消毒后,可用消毒的三棱针或粗毫针刺破水泡,放出水液,或用无菌的一次性注射器针抽出水液,再涂以烫伤油等,并以纱布包敷,每日更换药膏1次,直至结痂。注意不要擦破泡皮。

2. 试述针刺治疗时发生晕针的处理。

【参考答案】
①立即停针、起针。②平卧、宽衣、保暖。③症状轻者静卧休息,给予温开水或糖水,即可恢复。④在上述处理的基础上,可针刺人中、素髎、内关、涌泉、足三里等穴,或温灸百会、气海、关元等。尤其是艾灸百会,对晕针有较好的疗效,可用艾条于百会穴上悬灸,至知觉恢复,症状消退。⑤经以上处理,仍不省人事,呼吸细微,脉细弱者,要及时配合现代急救处理措施,如人工呼吸等。轻者,经前三个步骤处理即可渐渐恢复;重者,应及时进行后两个步骤。

3. 试述针刺治疗时出现弯针的处理。

【参考答案】

出现弯针后,不得再行提插、捻转等手法。①若针柄轻微弯曲者,应慢慢将针起出。②若弯曲角度过大,应轻微摇动针体,并顺着针柄倾斜的方向将针退出。③若针体发生多个弯曲,应根据针柄的倾斜方向分段慢慢向外退出,切勿猛力外拔,以防造成断针。④若因患者体位改变所致者,应嘱患者慢慢恢复到原来体位,局部肌肉放松后再将针缓慢起出。

4. 试述针刺治疗时发生断针的处理。

【参考答案】

(1) 嘱患者不要惊慌乱动,令其保持原有体位,以免针体向肌肉深层陷入。

(2) 根据针体残端的位置采用不同的方法将针取出:①若针体残端尚有部分露在体外,可用手或镊子取出。②若残端与皮肤面相平或稍低,尚可见到残端时,可用手向下挤压针孔两旁皮肤,使残端露出体外,再用镊子取出。③若断针残端全部没入皮内,但距离皮下不远,而且断针下还有强硬的组织(如骨骼)时,可由针旁外面向下轻压皮肤,利用该组织将针顶出。④若断针下面为软组织,可将该部肌肉捏住,将断针残端向上托出。⑤断针完全陷没在皮肤之下,无法取出者,应在X线下定位,手术取出。⑥如果断针在重要脏器附近,或患者有不适感觉及功能障碍时,应立即采取外科手术方法处理。

四、常见急症的针灸治疗

口述题目要求的常见急症的针灸治疗的治法（3分）、主穴、配穴等内容。本类考题与本部分第一、二、三考题4选1抽题作答，每份试卷1题，每题5分，共5分。

1. 针灸治疗急性泄泻的治法、主穴。

【参考答案】

治法：除湿导滞，通调腑气。取足阳明、足太阴经穴为主。

主穴：天枢、上巨虚、阴陵泉、水分。

2. 针灸治疗牙痛的主穴、风火牙痛的配穴。

【参考答案】
主穴：合谷、颊车、下关。
配穴：风火牙痛配外关、风池。

3. 针灸治疗高热的主穴、风热表证的配穴。

【参考答案】
主穴：大椎、曲池、合谷、十二井穴或十宣穴。
配穴：风热表证配鱼际、尺泽。

4. 针灸治疗偏头痛的治法、主穴。

【参考答案】

治法：疏肝泄胆，通经止痛。取手足少阳、足厥阴经穴以及局部穴为主。

主穴：率谷、阿是穴、风池、外关、足临泣、太冲。

5. 针灸治疗晕厥的主穴、实证的配穴。

【参考答案】
主穴：水沟、内关、涌泉。
配穴：实证配合谷、太冲。

第三部分　双重诊断答辩

本类题目提供一个病例的相关资料,要求考生依据所提供的中医四诊等临床资料说出该病例的中医病证诊断及西医诊断。每份试卷 1 题,每题 10 分,共 10 分。

1. 陈某，男，66岁，退休。2015年3月13日就诊。

患者呼吸气促困难3天。3天前受凉后出现鼻、咽、眼、耳发痒，喷嚏，鼻塞，流涕，咳嗽，气促，喉中痰涎壅盛。现症见：呼吸气促困难，喉中痰鸣，鸣声如吹哨笛，咳痰黏腻难出，喘急胸满，胸部憋塞，但坐不得卧，无发热恶寒，面色青暗，舌苔厚浊，脉滑。

查体：T：36.9℃，P：75次/分，R：23次/分，BP：135/80mmHg。肺部叩诊呈过清音，听诊两肺满布哮鸣音。

辅助检查：血液检查：嗜酸性粒细胞增多。痰液检查：涂片镜检可见较多嗜酸性粒细胞。

做出中医病证诊断及西医疾病诊断。

【参考答案】

中医病证诊断:哮证(风痰哮证)。

西医疾病诊断:支气管哮喘。

2. 李某,女,30岁,教师。2016年2月10日就诊。

患者1年前因工作压力大出现乳房肿块,月经前乳房胀痛,经后消失,肿块随喜怒消长,伴有胸闷胁胀,善郁易怒,失眠多梦,心烦口苦,曾服散结片治疗,效果不明显。平素身体健康。苔薄黄,脉弦滑。

查体:T:36.8℃,P:80次/分,R:18次/分,BP:120/80mmHg。乳房内触之有片块样肿块,质韧,边界清,压痛明显。

辅助检查:X线可见乳腺内表现为斑片状、结节状密度增高影,密度不均,边缘不清,形态不规则,有时呈块状或毛玻璃样密度增高影。B超可现乳腺组织增厚,局限性或弥漫性圆形或椭圆型液性暗区及不均质的低回声区,囊壁较厚,边缘光滑。

做出中医病证诊断及西医疾病诊断。

【参考答案】

中医病证诊断：乳癖（肝郁痰凝证）。

西医疾病诊断：乳腺增生病。

3. 陈某,女,56岁,农民。2014年3月19日初诊。

患者咳嗽,低热1月余。1个月前因照料家中肺结核病人后出现咳嗽,咳少量白痰。伴低热,盗汗,经胸片诊断为肺结核,现三联抗痨治疗。现症见:干咳,咳声短促,咳少量黏白痰,痰中带血丝或血点,色鲜红,胸部隐痛,午后手足心热,皮肤干灼,口干咽燥,轻微盗汗,疲倦乏力,纳食不香,舌边尖红,苔薄白,脉细数。

查体:T:38.5℃,P:80次/分,R:25次/分,BP:140/80mmHg。肺部叩诊呈浊音。听诊可闻及支气管呼吸音和细湿啰音。

辅助检查:X线示上叶尖后段表现为密度较淡,边缘模糊。结核菌检查:抗酸杆菌阳性。

做出中医病证诊断及西医疾病诊断。

【参考答案】

中医病证诊断:肺痨(肺阴亏损证)。

西医疾病诊断:肺结核。

4. 王某，男，57岁，农民。2011年3月9日初诊。

患者半年前无明显原因出现大便带脓血，日行2~4次不等，伴腹痛，里急后重，无发热，开始时自服黄连素、泻痢停有效，后因饮食不慎而复发。一年前在当地行结肠镜检查示溃疡性结肠炎，给予SASP口服，效可，服药半年后自动停药。1个月前因过劳，加之饮食不慎致上症复作。

查体：T：38℃，P：95次/分，R：25次/分，BP：140/85mmHg。大便带脓血，日行6~10次不等。

辅助检查：血红蛋白48g/L，血沉42mm/h，血清白蛋白20g/L。大便常规：WBC（+++），RBC（++）。大便培养：无细菌生长。

做出中医病证诊断及西医疾病诊断。

【参考答案】

中医病证诊断：痢疾（湿热证）。

西医疾病诊断：溃疡性结肠炎。

5. 郭某，男，68岁，已婚，工人。2015年2月15日初诊。

患者因3天前天气炎热，在室外工作大量汗出，饮水不足而发病。2天来尿频、尿急，尿道灼热疼痛，小便浑浊如米泔水样，置之容器中沉淀有絮状，心烦口渴。

查体：T：38.2℃，P：99次/分，R：18次/分，BP：120/80mmHg。下腹部压痛。肋腰点压痛，肾区叩击痛。舌质红，苔黄腻，脉濡而数。

辅助检查：血常规：WBC 12.8×10^9/L，N 76%。尿常规：尿中有大量红细胞、白细胞；尿培养细菌阳性。

做出中医病证诊断及西医疾病诊断。

【参考答案】
中医病证诊断：淋证（膏淋）。
西医疾病诊断：尿路感染。

6. 刘某，女，2岁9个月。2015年4月23日初诊。

患儿1天前因饮食不节出现呕吐，呕吐3次，呕吐物为未消化饮食，气味酸腐，外用丁桂儿脐贴无明显效果，随即出现腹泻，日行5~6次。现症见：大便稀溏，夹有未消化食物残渣，气味酸臭，日行5~6次，脘腹胀满，腹痛，恶心呕吐，嗳气酸馊，口臭，纳差，夜眠不安，舌红苔黄厚腻，指纹滞。

查体：T：37.1℃，P：60次/分，R：20次/分，BP：110/60mmHg。腹部胀满、听诊可闻及肠鸣音亢进。

辅助检查：大便常规：脂肪球，WBC（+），RBC（+）。

做出中医病证诊断及西医疾病诊断。

【参考答案】
中医病证诊断:泄泻(伤食证)。
西医疾病诊断:小儿腹泻。

7. 李某，女，40岁，工人。2016年8月23日初诊。

患者平素常性情烦躁，近1个月来反复头痛头胀，时伴眩晕，遇劳加剧，自觉心烦易怒，夜眠不安，时兼胁痛，大便干结，遂来就诊。面红目赤，口苦而渴，舌红，苔薄黄，脉弦有力。

查体：T：36.2℃，P：80次/分，R：18次/分，BP：170/110mmHg。

辅助检查：眼底检查：动脉硬化Ⅱ级。心脏听诊：A2＞P2。B超检查：肝、胆、胰、脾、肾未见异常。

做出中医病证诊断及西医疾病诊断。

【参考答案】

中医病证诊断：头痛（肝阳上亢证）。

西医疾病诊断：2级高血压。

8. 吴某，男，45岁，司机。2010年9月8日就诊。

患者平素性情急躁，饮食无规律，近1个月来，间发上腹部近心窝处疼痛，曾在某医院做胃镜检查示"十二指肠球部溃疡"，服用雷尼替丁等药物后痛减。5天前因情志不畅致上症加重，以上腹部胀痛为主，牵扯及两胁，伴嗳气频作，饮食较前减少，小便调，大便不畅。

查体：T：36.5℃，P：69次/分，R：20次/分，BP：120/70mmHg。痛苦面容，精神不振，腹部平软，剑突下轻压痛，无反跳痛，肠鸣音正常。舌质淡红，苔薄白，脉弦。

辅助检查：血常规正常，大便常规正常。X线示胃肠道壁的局限性缺损，溃疡部位成龛影状。

做出中医病证诊断及西医疾病诊断。

【参考答案】
中医病证诊断:胃痛(肝气犯胃证)。
西医疾病诊断:十二指肠球部溃疡。

9. 关某，男，50岁，已婚，工人。2016年7月12日初诊。

患者晨起双手关节活动不利十余年。双手关节刺痛，关节僵硬，肿大变形，屈伸不利3年余。关节肌肤紫暗，肿胀，按之较硬，肢体顽麻，面色暗黑，眼睑浮肿，胸闷痰多。

查体：T：38℃，P：100次/分，R：18次/分，BP：120/80mmHg。双手多个近端指指关节、掌指关节痛及压痛，肿胀，多为对称性，同时伴有关节功能障碍。舌质紫暗，有瘀斑，苔白腻，脉弦涩。

辅助检查：血常规：白细胞 5.5×10^9/L，中性粒细胞68%，血红蛋白102g/L，血沉112mm/h，RF 40~80IU/mL。双手X线片：双手近端、远端关节变形，间隙明显变窄，骨质密度减低。

做出中医病证诊断及西医疾病诊断。

【参考答案】
中医病证诊断：痹证（痰瘀痹阻证）。
西医疾病诊断：类风湿关节炎。

10. 张某,女,26岁,工人。2014年6月23日初诊。

患者1天前无明显诱因出现胃痛,未予重视,后转移到脐周,最后右下腹疼痛,呈持续性、进行性加剧,恶心,平素身体健康,现症:右下腹局限性压痛,拒按,伴恶心纳差,发热,舌有瘀斑,舌苔白腻,脉弦紧或弦滑。患者月经正常。

查体:T:37.5℃,P:65次/分,R:22次/分,BP:120/80mmHg。麦氏点压痛、反跳痛明显。腹肌紧张。

辅助检查:血常规 WBC:13.6×10^9/L;尿常规 RBC(+)。

做出中医病证诊断及西医疾病诊断。

【参考答案】
中医病证诊断:肠痈(瘀滞证)。
西医疾病诊断:急性阑尾炎。

11. 郭某，男，68岁，已婚，工人。2015年8月30日初诊。

患者2年前睡眠醒后发现左侧上下肢体不能活动，为寻求康复来诊。现症：左侧上下肢软瘫，不能动弹，右侧肢体能举动，但力量稍弱，语言謇涩，形盛体丰，面色暗淡无华。

查体：T：36.2℃，P：80次/分，R：18次/分，BP：120/80mmHg。面色暗淡无华，左侧上下肢肌力均为0级，右上肢肌力4级，右下肢肌力3级。舌质紫暗，苔灰腻，脉细。

辅助检查：头颅CT：左侧颞叶见点片状低密度灶，边界较清，左侧枕叶见小斑片状低密度灶，边界清楚，右侧基底节区可见扇形低密度灶，贴近颅骨内板。脑室系统形态、大小正常，脑中线结构居中。

做出中医病证诊断及西医疾病诊断。

【参考答案】

中医病证诊断:中风(气虚血瘀证)。

西医疾病诊断:脑梗死。

12. 马某，男，28 岁。2015 年 10 月 21 日初诊。

患者 1 天前因开车时开空调受凉而出现恶寒发热，头痛，周身疼痛，鼻塞。体温最高 39.5℃，服解热镇痛药汗出热降，而旋即复升，现恶寒剧，发热，无汗，头痛，周身酸痛，鼻塞，口不渴。

查体：T：37.2℃，P：94 次/分，R：20 次/分，BP：125/75mmHg。鼻腔黏膜充血、水肿，咽部轻度充血，双侧扁桃体不大。舌质淡，舌苔薄白，脉浮紧。

辅助检查：血常规：WBC 8.2×10^9/L，N 66%，CRP 8mg/dL。

做出中医病证诊断及西医疾病诊断。

【参考答案】

中医病证诊断：感冒（风寒束表证）。

西医疾病诊断：急性上呼吸道感染。

第四部分　西医答辩或临床判读

一、西医答辩

考查西医常见疾病的病因、症状、体征、诊断、治疗等方面的内容。本类考题与临床判读考题2选1抽题作答，每份试卷1题，每题5分，共5分。

1. 试述原发性支气管肺癌的临床表现。

【参考答案】

（1）原发肿瘤引起的表现：①咳嗽与咳痰。②咯血。③喘鸣。④全身症状。

（2）肺外胸内扩散引起的表现：①胸痛。②呼吸困难。③咽下困难。④声音嘶哑。⑤上腔静脉阻塞综合征。⑥Horner综合征。

（3）肺外转移引起的表现：肺癌转移至脑、肝、骨、肾上腺、皮肤等，可出现相应的表现。锁骨上淋巴结是肺癌常见的肺外转移部位。

（4）胸外表现：肥大性肺性骨关节病、高钙血症、分泌促肾上腺皮质激素样物质引起的Cushing综合征，分泌抗利尿激素引起的稀释性低钠血症、神经肌肉综合征等。

2. 试述脑出血的内科处理。

【参考答案】
①一般治疗:保持安静,避免不必要的搬动。确保气道通畅。建立静脉通道,保持营养和水、电解质平衡。注意纠正高血糖和高热。昏迷患者禁食 2~3 天后应酌情鼻饲营养。加强护理,防止感染和褥疮等。②减轻脑水肿、降低颅内压。③控制血压。④亚低温治疗。⑤并发症的处理:控制抽搐,首选苯妥英钠或地西泮静脉注射,可重复使用。同时用长效抗癫痫药物。及时处理上消化道出血,注意预防肺部、泌尿道及皮肤感染等。

3. 试述慢性肺源性心脏病急性发作期的治疗。

【参考答案】

【参考答案】①治疗前准备：明确病因、心肺功能状态、呼吸衰竭的类型及程度等。②控制感染：首选青霉素类、氨基糖苷类、氟喹诺酮类或头孢菌素类等。③纠正呼吸衰竭：给予控制性氧疗，应用呼吸中枢兴奋剂，必要时行机械通气。④纠正心力衰竭：积极控制感染，改善呼吸功能，经治疗心功能无改善者考虑应用利尿剂，一般不用强心剂。重者经以上治疗无效可适当应用强心剂。⑤抗凝治疗：应用低分子肝素。⑥应用糖皮质激素。⑦处理并发症：脑水肿时快速静滴甘露醇，兴奋、躁动时使用镇静剂等。

4. 试述慢性肺源性心脏病的并发症。

【参考答案】
①肺性脑病。②酸碱平衡失调及电解质紊乱。③心律失常。④休克。⑤消化道出血。⑥肾衰竭。

5. 试述消化性溃疡的治疗方法。

【参考答案】

①一般治疗：生活规律，合理饮食，戒烟酒，调节情绪，慎用 NSAIDs、肾上腺皮质激素等药物。②药物治疗：抑制胃酸分泌：①H_2 受体拮抗剂（H_2RA）。②质子泵抑制剂（PPI）；根除 Hp 的治疗：三联疗法、四联疗法。③保护胃黏膜：枸橼酸铋钾、米索前列醇、弱碱性抗酸剂如氢氧化镁等。④药物治疗方案及疗程：抑制胃酸药物疗程通常为 4~6 周（十二指肠溃疡）或 8 周（胃溃疡）。

6. 试述左心衰竭的临床表现。

【参考答案】

（1）症状

1）肺淤血症状：①呼吸困难：劳力性呼吸困难、夜间阵发性呼吸困难、端坐呼吸、急性肺水肿（心源性哮喘）。②咳嗽、咳痰、咯血。

2）组织灌注不足的症状：体能下降、乏力、疲倦、记忆力减退、焦虑、失眠、尿量减少等。

（2）体征

1）肺部体征：随着病情由轻到重，肺部湿啰音可从局限于肺底部发展到全肺。病情严重出现心源性哮喘时，可闻及散在哮鸣音。

2）心脏体征：心脏轻度扩大，心率加快，心音低钝，P2 亢进，心尖区可闻及舒张期奔马律和（或）收缩期杂音，可触及交替脉等。

7. 试述尿路感染的易感因素。

【参考答案】
①尿路梗阻：为诱发尿感并使感染上行的最主要原因。包括尿路畸形、结石、肿瘤或神经源性膀胱等。②膀胱输尿管反流及其他尿路畸形和结构异常。③尿路机械使用。④代谢因素。⑤机体抗病能力降低。⑥其他因素：如妊娠，尿道口周围炎等。

二、临床判读

◆ 心电图

考查西医诊断学中心电图的内容（看图作答）。本类考题与西医答辩考题 2 选 1 抽题作答，每份试卷 1 题，每题 5 分，共 5 分。

1. 心电图表现如下,作出心电图诊断。
(1) 提早出现的 QRS–T 波群,其前无提早出现的异位 P'波。
(2) QRS 波群形态宽大畸形,时间≥0.12s。
(3) T 波方向与 QRS 波群主波方向相反。
(4) 有完全性代偿间歇(即室性早搏前、后的两个窦性 P 波的时距等于窦性 P–P 间距的 2 倍)。

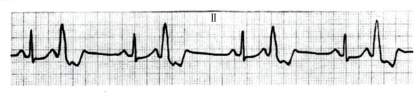

【参考答案】
室性期前收缩。

2. 心电图表现如下,作出心电图诊断。

(1) P 波消失,被一系列大小不等、间距不均、形态各异的心房颤动波(f 波)所取代,其频率为 350~600 次/分。

(2) R-R 间距绝对不匀齐,即心室率完全不规则。

(3) QRS 波群形态一般与正常窦性者相同。

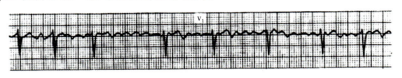

【参考答案】
心房颤动。

3. 心电图表现如下,作出心电图诊断。

(1) 为室性期前收缩的连续状态(连续 3 次或 3 次以上),频率多为 150~200 次/分,R-R 大致相等,室律可略有不齐。

(2) QRS 波群宽大畸形,时间≥0.12s,T 波方向与 QRS 主波方向相反。

(3) 如能发现窦性 P 波,可见窦性 P 波的频率比 QRS 波群的频率明显缓慢,P 波与 QRS 波群之间无固定关系。

(4) 可有心室夺获或室性融合波。

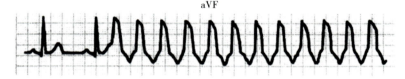

aVF

【参考答案】

室性心动过速。

4. 心电图表现如下,作出心电图诊断。
(1) P 波高尖(称肺型 P 波),电压≥0.25mV,以Ⅱ、Ⅲ、aVF 导联最突出。
(2) V1 联上,P 波前部高尖,IPI>0.03mm·s。

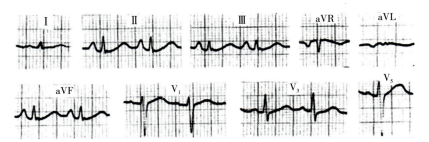

【参考答案】
右心房肥大。

◆ X 线片

考查西医诊断学中影像学的内容（看图作答）。本类考题与西医答辩考题 2 选 1 抽题作答，每份试卷 1 题，每题 5 分，共 5 分。

1. X 线表现如下，分析其临床意义。

左侧肺野呈均匀致密阴影，纵隔向健侧移位，肋间隙增宽，膈肌下移。

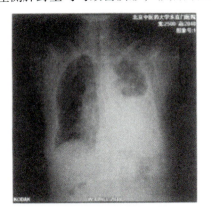 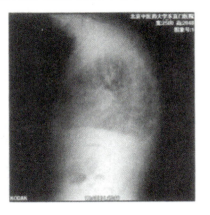

【参考答案】
左侧大量胸腔积液。

2. X 线表现如下,分析其临床意义。

主要征象为膈下游离气体,表现为双侧膈下线条状或新月状透光影。

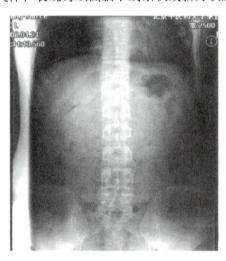

【参考答案】
急性胃肠穿孔。

3. X线表现如下,分析其临床意义。

肺组织被气体压缩,于壁层胸膜与脏层胸膜之间形成无肺纹理的气胸区,气胸区占据肺野中外带。

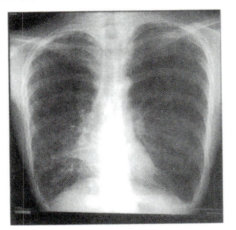
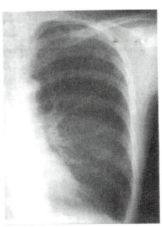

【参考答案】
左侧气胸。

◆ **实验室检查**

考查西医诊断学中实验室检查的内容。本类考题与西医答辩考题 2 选 1 抽题作答,每份试卷 1 题,每题 5 分,共 5 分。

1. 患者男性，58岁，血钾6.3mmol/L。分析其临床意义。

【参考答案】
①肾脏排钾减少,如急慢性肾功能不全及肾上腺皮质功能减退等。②摄入或注射大量钾盐,超过肾脏排钾能力。③严重溶血或组织损伤。④组织缺氧或代谢性酸中毒时大量细胞内的钾转移至细胞外。

2. 患者女性，30岁，血常规检查示 ESR 30mm/h。分析其临床意义。

【参考答案】
(1) 生理性增快：月经期、妊娠。
(2) 病理性增快：①各种炎症，如细菌性急性炎症、风湿热和结核病活动期。②损伤及坏死，如急性心肌梗死、严重创伤、骨折等。③恶性肿瘤。④各种原因导致的高球蛋白血症，如多发性骨髓瘤、感染性心内膜炎、系统性红斑狼疮、肾炎、肝硬化等。⑤贫血。

3. 患者男性，59岁，血清天门冬氨酸氨基转移酶（AST）120U/L。分析其临床意义。

【参考答案】

①肝脏疾病：急性病毒性肝炎，慢性病毒性肝炎，肝内、外胆汁淤积，酒精性肝病，药物性肝炎，脂肪肝，肝癌等。②心肌梗死。③其他疾病：骨骼肌疾病、肺梗死、肾梗死等。

4. 患者女性，20岁，HBsAg、HBeAg及抗-HBc阳性。分析其临床意义。

【参考答案】
"大三阳",提示 HBV 正在大量复制,有较强的传染性。